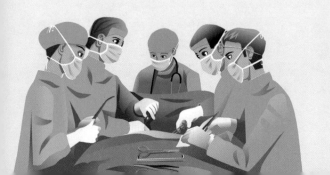

·季加孚· ·张 宁· 肿瘤科普百科丛书
总主编 执行总主编

腹膜后肿瘤

主 编 郝纯毅
副主编 吕 昂
编 者（按姓氏笔画排序）

王 震	北京大学肿瘤医院软组织与腹膜后肿瘤中心
王笑鹏	北京大学肿瘤医院软组织与腹膜后肿瘤中心
方 玉	北京大学肿瘤医院营养科
丘 辉	北京大学肿瘤医院软组织与腹膜后肿瘤中心
吕 昂	北京大学肿瘤医院软组织与腹膜后肿瘤中心
朱向高	北京大学肿瘤医院放疗科
刘 峭	北京大学肿瘤医院软组织与腹膜后肿瘤中心
刘伯南	北京大学肿瘤医院软组织与腹膜后肿瘤中心
刘道宁	北京大学肿瘤医院软组织与腹膜后肿瘤中心
李成鹏	北京大学肿瘤医院软组织与腹膜后肿瘤中心
李梓萌	北京大学肿瘤医院康复科
杨 勇	北京大学肿瘤医院重症医学科
吴剑挥	北京大学肿瘤医院软组织与腹膜后肿瘤中心
郝纯毅	北京大学肿瘤医院软组织与腹膜后肿瘤中心
薛国强	北京大学肿瘤医院软组织与腹膜后肿瘤中心
秘 书 王笑鹏	北京大学肿瘤医院软组织与腹膜后肿瘤中心

人民卫生出版社
·北 京·

《肿瘤科普百科丛书》编写委员会

总 主 编　季加孚
执行总主编　张　宁
编　　　委　（按姓氏笔画排序）

王建六　北京大学人民医院
邢宝才　北京大学肿瘤医院
朱　军　北京大学肿瘤医院
江　涛　首都医科大学附属北京天坛医院
李学松　北京大学第一医院
杨　跃　北京大学肿瘤医院
步召德　北京大学肿瘤医院
吴　楠　北京大学肿瘤医院
张　宁　首都医科大学附属北京安贞医院
张　彬　北京大学肿瘤医院
张晓辉　北京大学人民医院
林天歆　中山大学孙逸仙纪念医院
欧阳涛　北京大学肿瘤医院
季加孚　北京大学肿瘤医院
郑　虹　北京大学肿瘤医院
郝纯毅　北京大学肿瘤医院
徐万海　哈尔滨医科大学附属第四医院
高雨农　北京大学肿瘤医院
曹　勇　首都医科大学附属北京天坛医院
樊征夫　北京大学肿瘤医院

健康是促进人全面发展的必然要求，是经济社会发展的基础条件，是民族昌盛和国家富强的重要标志。人们常把健康比作 1，事业、家庭、名誉、财富等就是 1 后面的 0，人生圆满全系于 1 的稳固。目前我国卫生健康事业长足发展，居民主要健康指标总体优于其他中高收入国家平均水平，健康中国占据着优先发展的战略地位。但随着工业化、城镇化、人口老龄化进程加快，中国居民生产生活方式和疾病谱不断发生变化。心脑血管疾病、癌症、慢性呼吸系统疾病、糖尿病等慢性非传染性疾病导致的死亡人数占总死亡人数的 88%，这些疾病负担占疾病总负担的 70% 以上。了解防控和初步处理这些疾病的知识，毋庸置疑，会降低这些疾病的发生率和死亡率，会降低由这些疾病导致的巨大负担。

我国人口众多，人均受教育水平较低，公众的健康素养存在很大的城乡差别、地区差别、职业差别，因此公众整体的健康素养水平较低。居民健康知识知晓率低，吸烟、过量饮酒、缺乏锻炼、不合理膳食等不健康生活方式比较普遍，由此引起的疾病问题日益突出。《"健康中国 2030"规划纲要》中指出，需要坚持预防为主，深入开展爱国卫生运动，倡导健康文明生活方式，预防控制重大疾病。这是健康中国战略的重要一环，需要将医学知识、健康知识用公众易于理解、接受和参与的方式进行普及。这种普及必须运用社会化、群众化和经常化的科普方式，充分利用现代社会的多种信息传播媒体，不失时机地广泛渗透到各种社会活动之中，才能更有效地助力健康中国战略。

据统计，中国每天有 1 万人确诊癌症，癌症是影响人民身体健康的重要杀手之一。在众多活跃于肿瘤临床一线、热衷于为人民健康付出的专家们的支持和努力下，通过多次研讨，我们撰写了这套《肿瘤科普百科丛书》，它涵盖了我国最常见的肿瘤。我们在吸取类似科普读物优点的基础上，不单纯以疾病分类为纲要介绍，还以患者对不同疾病最关心的问题为中心进行介绍。同时辅以更加通俗的语言和图画，描述一个器官相关的健康、保健知识，不但可以使"白丁"启蒙，还可以使初步了解癌症知识的人提高水平。

最后，在此我衷心感谢每一位主编和编委的支持和努力，感谢每位专家在繁忙的工作之余，仍然为使患者最终获益的共同目标而努力，也希望该丛书能够助力健康中国行动。

季加孚

北京大学肿瘤医院　北京市肿瘤防治研究所

2022 年 4 月

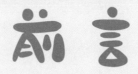

前言

　　人体的腹膜后腔是腹盆腔里一片不为人知、位置深在的广阔空间，腹膜后肿瘤就是起源于该腔隙的软组织肿瘤。与常见的肺癌、肝癌、胃癌等起源于某一器官不同，腹膜后肿瘤并非特定脏器起源，而是起源于那个空间里的间叶结缔组织。这对广大民众来说充满了神秘色彩，绝大多数人对它知之甚少。

　　虽然发病率与常见的恶性肿瘤相比较低，但是腹膜后肿瘤（尤其是肉瘤）给患者造成的痛苦却一点也不比其他肿瘤少。因为它，有的患者会像十月怀胎一样腹部膨隆、寸步难行；有的患者会历时数年经历十余次手术；有的患者不得不接受十几种脏器的联合切除才可以将其切净……因此，我们有必要让更多的民众，尤其是这类疾病的患者和家属更加了解、认识这一类肿瘤，这也是我们撰写本书的初衷。

　　相比于其他部位的肿瘤，腹膜后肿瘤有较为鲜明的特点和特殊性。首先，它不是一种病，而是一类病。根据世界卫生组织在 2020 年对软组织肿瘤的分类，这类疾病具体病理亚型逾 70 种，无论从大小、位置、临床和影像学表现到良恶性，都可能差异巨大。其次，大多数腹膜后肿瘤对传统的放化疗不敏感，根治性手术是最重要的治疗手段。然而，由于位置深在，腹膜后肿瘤往往初期没有明显症状，一经发现可能瘤体巨大。这类肿瘤往往与腹膜后腔的重要脏器、血管等关系密切，手术需要联合脏器切除，且涉及胃肠外科、肝胆胰外科、血管外科、泌尿外科等多个学科，手术通常难度大、规模大、风险高。即便如此，腹膜后肉瘤术后复发率或转移率仍居高不下。这就要求我们除了手术外，需探索更有效的全身药物治疗，并根据患者个体化差异，以多学科综合治疗的模式，为患者带来生存和生活质量的获益。由此可见，腹膜后肿瘤是块"难啃的骨头"。

　　相比于其他成熟的专业，腹膜后肿瘤专业仍是一个年轻的学科，目前国内乃至世界上成熟的腹膜后肿瘤中心都屈指可数。作为全国最大的专业化腹膜后肿瘤中心之一，将正确、先进、实用的知识和理念传递给广大民众，北京大学肿瘤医院软组织与腹膜后肿瘤中心责无旁贷。本书采用一问一答形式，对腹膜后肿瘤进行了系统性介绍。内容既包括腹膜后肿瘤整体的概述、特点、病因、诊断、分期及针对不同人群的治疗等，也包括腹膜后常见良恶性肿瘤类型的具体介绍。还有部分内容从患者的角度出发，针对患者及家属在疾病诊治中可能遇到的问题，比如应如何高效地挂号看病、术前术后需要注意什么、全身治疗期间有何注意事项等进行了解答。希望这样的编排方式能增强实用性，帮助读者远离腹膜后肿瘤疾病本身及诊治过程带来的苦恼。

最后，我衷心感谢每一位编者的支持和努力，感谢每位编者在繁忙的工作之余，为推动腹膜后肿瘤公众健康教育付出的不懈努力。

郝纯毅

北京大学肿瘤医院

2022 年 4 月

目录

一、认识腹膜后腔与腹膜后肿瘤

（一）了解腹膜后腔

说起腹膜后肿瘤，可能绝大多数老百姓都感到很陌生。确实，相比于那些常见的肿瘤，比如肺癌、肝癌、胃癌等，腹膜后肿瘤太不出名了，属于比较"小众"的一类肿瘤。不出名可能是由三方面原因造成的：一是腹膜后肿瘤在人群中的发病率确实比较低，所以身边见到的、听到的自然就少；二是各个科普、养生栏目一般关注的多为常见病、多发病，对此鲜有涉及，因此对百姓的宣传不够；三是如果不是医学专业人员，可能对于"腹膜后"这个概念本身就分不清，更何谈了解腹膜后肿瘤呢。

"知己知彼，百战不殆"，我们只有科学地认识这种疾病，才可以消除恐惧、理性面对，更好地配合医护人员与之战斗。

那么首先，就让我们了解一下，什么是"腹膜后"。

1. "腹膜后"在哪里

相比于肝脏、胃、肺这些明确的器官，"腹膜后"是一个理解起来有些困难的部位。"腹膜后"就是腹膜后腔，它不是一个器官，而是一个区域，一个广阔的间隙。

横膈又称膈肌、横膈膜，将胸腔与腹腔隔开，成为胸腔的底和腹腔的顶。盆膈又称盆底，封闭骨盆下口的大部分。腹膜为全身面积最大、配布最复杂的浆膜，覆盖在器官表面的称为脏层腹膜，覆盖在腹盆壁表面的称为壁层腹膜。两者彼此延续，构成腹膜腔。腹横筋膜则位于腹前外侧壁腹横肌内表面，其向外侧及后方延续至腰方肌和腰大肌筋膜的前表面，在脊柱前方汇合。

而腹膜后腔，则分别以上述结构为边界，是指位于横膈以下和盆膈以上，后壁层腹膜与腹横筋膜间的潜在腔隙。由此可见，腹膜后腔是一个范围很大的区域。如果简单地理解，可以把它想象为在人体肚子里偏深后方的位置。

须指出，长期以来，"腹膜后""后腹膜""腹膜后腔""腹膜后间隙"等命名存在混淆。依据全国科学技术名词审定委员会 1998 年公布的名词规范，已统一采用"腹膜后腔"和"腹膜后肿瘤"的名称。

2. 腹膜后腔包括哪些器官

很多重要的器官结构位于腹膜后腔。它们主要可分为：①动脉系统：腹主动脉、双侧肾动脉、双侧髂动脉及腹腔干、肠系膜上动脉根部；②静脉系统：下腔静脉、双侧肾静脉、双侧髂静脉；③实质器官：胰腺、双侧的肾脏、肾上腺及输尿管；④消化系统：十二指肠降部、水平部、升部，中下段直肠。

由此可见，其实很多我们很熟悉的器官，虽然在肚子里，严格意义上说却是属于腹膜后腔而不是腹腔。

3. 除了器官，腹膜后腔还包括什么

如上文所述，腹膜后腔是一个广泛的区域，除了上述器官结构外，腹膜后腔还包括了大量腹膜外脂肪、纤维结缔组织、神经、肌肉等间叶组织。事实上，这些组织才是绝大部分腹膜后肿瘤的真正来源，我们在之后的部分会详细说明。

（二）了解肿瘤与软组织肿瘤

"腹膜后肿瘤"可以拆分为"腹膜后"与"肿瘤"两个词语。通过上文我们已经对腹膜后腔有了一个基本的认识。那么我们对肿瘤又了解多少呢？

1. 什么是肿瘤

可能很多人认为肿瘤（tumor）就等同于癌症（cancer）。其实这两者是有区别的，准确地说应该是包含与被包含的关系。肿瘤是一个更加宽泛的概念，指机体在各种致病因素作用下，细胞异常增殖而形成的局部肿块。

从性质上区分，肿瘤可以分为良性肿瘤与恶性肿瘤。良性肿瘤一般生长缓慢，不会出现浸润、转移等表现，往往很少伴有全身症状，大多不威胁生命。恶性肿瘤则可能生长迅速，也可以通过局部侵犯、淋巴转移和血行转移等方式，引起全身症状，威胁人们的生命。

恶性肿瘤可分为实体瘤与非实体瘤，非实体瘤一般指血液系统恶性疾病，如白血病。实体恶性肿瘤又可根据组织起源分为癌症与肉瘤。起源于上皮组织的恶性肿瘤称为癌症，起源于间叶组织的恶性肿瘤称为肉瘤。

2. 什么是软组织肿瘤

软组织肿瘤主要是指一大类源于间叶组织的肿瘤。所谓间叶组织，是胚胎发育时由中胚层的间充质分化发育来的组织的统称，如纤维结缔组织、脂肪组织、脉管组织、骨与软骨组织、横纹肌及平滑肌组织、淋巴造血组织等。此外，软组织肿瘤传统上还包括来自神经外胚层的周围神经源性肿瘤。

广义来讲，软组织肿瘤既可包括良性软组织肿瘤，也可包括恶性软组织肿瘤。恶性的软组织肿瘤，称为软组织肉瘤，简称肉瘤（sarcoma）。

3. 什么是原发性肿瘤、继发性肿瘤

原发性肿瘤（primary tumor）与继发性肿瘤（secondary tumor）是一组相对的概念。原发性肿瘤是指最初就发生起源于该部位的肿瘤，而继发性肿瘤是指肿瘤发生起源于别的部位，但通过播散、淋巴转移或血行转移等方式出现于该部位的肿瘤。例如，对于结肠癌肝转移，结肠癌就是原发性肿瘤，肝转移癌就是继发性肿瘤。

（三）了解腹膜后肿瘤

当我们了解了何为腹膜后腔、何为肿瘤、何为软组织肿瘤后，从这一部分开始，我们就来正式认识本书的主角——腹膜后肿瘤。

1. 什么是腹膜后肿瘤

顾名思义，来源于腹膜后腔的肿瘤称为腹膜后肿瘤。但是，这里面有个问题。前文曾提到，胰腺、双侧肾脏、输尿管等器官也属于腹膜后腔。那么胰腺癌、肾癌、输尿管癌等也都属于腹膜后肿瘤吗？从其他器官转移到腹膜后腔的肿瘤也属于腹膜后肿瘤吗？如果从字面理解，这是对的。但是，我们所指的腹膜后肿瘤，是指原发于腹膜后腔非特定器官（也就是间叶组织）的一大类肿

瘤。因此，严谨地说，叫"原发性腹膜后软组织肿瘤"更加准确。但为了简化称谓，本书之后以"腹膜后肿瘤"统一表述。

2. 腹膜后肿瘤有哪些特点

与其他器官肿瘤相比，腹膜后肿瘤具有如下特点：

（1）病理类型多样，异质性强：腹膜后肿瘤不是某一种肿瘤，而是一大类肿瘤。根据世界卫生组织（WHO）2020 年第五版的软组织肿瘤分类，其病理类型逾 70 种。它们来源不同、组织学形态不同、良恶性也不同。因此，与其他器官肿瘤相比，腹膜后肿瘤异质性更强。

（2）起病隐匿，往往一经发现瘤体巨大：在上文中我们曾提到，腹膜后腔是一个广阔的腔隙，范围很大，位置深在。这个解剖学特点，也决定了腹膜后肿瘤的特点，那就是除了某些分泌特定激素或压迫特殊部位引起症状的肿瘤外，大多数腹膜后肿瘤在瘤体较小时不会引起特殊症状，不易被察觉。且腹膜后腔有足够广阔的空间让其生长，等到真的出现症状体征了，一经检查，往往瘤体已经很巨大。我们都知道，肿瘤越早发现治疗效果越好。因此这个特点也为腹膜后肿瘤的治疗带来了很大难度。

（3）往往涉及多脏器、多学科：我们前文提到，很多重要的器官结构都分布于腹膜后腔内。而腹膜后肿瘤很容易与上述器官结构发生或浸润、或压迫、或毗邻的关系。然而，在传统学科设置中，这些是由不同学科主管的。比如腹主动脉、下腔静脉等大血管，属于血管外科；十二指肠、直肠等消化道结构属于胃肠外科；肝脏、胰腺、脾脏这些器官属于肝胆胰外科；双侧肾脏、肾上腺、输尿管等属于泌尿外科；对于女性有时还涉及子宫、卵巢等，这些器官属于妇科。因此腹膜后肿瘤往往同时涉及多脏器、多学科。这对于非专业的腹膜后肿瘤治疗团队来说，大大增加了治疗难度。

3. 腹膜后肿瘤应该如何分类

如上文所述，腹膜后肿瘤的病理类型逾 70 种。在这么复杂的一类疾病面前，我们应该如何归纳总结对其有效分类，从而更好地指导临床工作呢？根据 WHO 2020 年第五版的软组织肿瘤分类，有两种分类方法值得借鉴。

（1）根据肿瘤组织来源分类。根据肿瘤组织来源，大致可分为如下类别：①脂肪细胞肿瘤；②纤维母/肌纤维母细胞类肿瘤；③所谓纤维组织细胞肿瘤；

④脉管肿瘤；⑤外皮细胞（血管周细胞）肿瘤；⑥平滑肌肿瘤；⑦骨骼肌肿瘤；⑧胃肠道间质瘤；⑨软骨 - 骨肿瘤；⑩外周神经鞘瘤；⑪未确定分化的肿瘤。

（2）根据肿瘤性质分类。根据肿瘤性质，可以分为如下三类：

1）良性肿瘤：通常生长缓慢，无明显侵袭性，完整切除效果良好，复发率低。常见的有神经鞘瘤、节细胞神经瘤、淋巴管瘤等。

2）中间型肿瘤：局部具有侵袭性，术后复发率高，但通常远隔转移罕见。常见的有韧带样纤维瘤、孤立性纤维性肿瘤、炎性肌纤维母细胞瘤等。

3）恶性肿瘤：既具有较强的局部侵袭性，又可能发生远隔转移。常见的有高分化 / 去分化脂肪肉瘤、多形性未分化肉瘤、平滑肌肉瘤、滑膜肉瘤、横纹肌肉瘤、恶性外周神经鞘瘤等。

相比之下，根据肿瘤性质的分类方法对于制订临床决策、决定手术方案等更具指导意义。因此，本书在之后的部分，是以这种分类方法对常见的肿瘤类型逐一介绍的。

4. 胃肠道间质瘤属于腹膜后肿瘤吗

相比于腹膜后肿瘤，胃肠道间质瘤（gastrointestinal stroma tumor，GIST）因为其较高的发病率和 20 年前里程碑式的靶向药物伊马替尼（格列卫）的出现，可能更为人熟知。那么 GIST 是否属于腹膜后肿瘤呢？

GIST 是来源于间叶组织的肿瘤，因此它属于软组织肿瘤的范畴。WHO 2020 年第五版的软组织肿瘤分类也将其纳入，专门分为一类。但是，绝大多数 GIST 都起源于消化道，胃和小肠约占 80%。原发于腹膜后的 GIST 极其罕见。再加之 GIST 的诊断和治疗具有特殊性，它是实体瘤中分子致病机制最早被发现和研究较为透彻的肿瘤。20 年前 *KIT* 和 *PDGFRA* 基因突变的发现及酪氨酸激酶抑制剂伊马替尼带来的高有效率，使其成为实体瘤中分子靶向治疗的范本。

也正因为该病已成为相对成熟而独立的一大类肿瘤，相关组织也有相应诊疗指南，原发于腹膜后又极其罕见，因此，一般不将其纳入腹膜后肿瘤的范畴，本书也不再涉及此方面的内容。

（郝纯毅　吕昂）

二、腹膜后肿瘤发病及诊疗现状

在上文中，我们已经大致介绍了什么是腹膜后肿瘤。但是不像那些常见的肿瘤，如肺癌、胃癌、肝癌、乳腺癌、结肠癌等，腹膜后肿瘤很少在生活中被大家提及，这是为什么呢？一方面由于其发病率不像那些常见的肿瘤那么高，另一方面也是由于大家对腹膜后肿瘤的认识仍然十分有限。因此，我们有必要了解腹膜后肿瘤的发病及诊疗概况目前是怎样的。

（一）腹膜后肿瘤的发病率

1. 腹膜后肿瘤在国内外发病率如何

相比于那些常见的癌症，腹膜后肿瘤是一类发病率相对较低的肿瘤。在腹膜后肿瘤中，逾半数为恶性的，也就是腹膜后肉瘤。我国国家癌症中心每年都会发布《中国肿瘤登记年报》，然而，腹膜后肿瘤仍未被列入，因此目前腹膜后肿瘤仍缺乏科学准确的流行病学数据。根据美国纪念斯隆-凯特琳癌症中心的统计资料计算，我国腹膜后肉瘤新发病应在每年 9 000~10 000 例。

2. 发病率最高的腹膜后良性肿瘤是什么

原发性腹膜后肿瘤以恶性或中间型多见，在良性肿瘤中，较常见的是神经源性肿瘤，其中以神经鞘瘤最为常见，约占全部腹膜后肿瘤的4%~5%。据统计，神经鞘瘤在一些中心甚至可占腹膜后肿瘤病例的约 10%。除此之外，节细胞神经瘤也占据一定比例。

3. 发病率最高的腹膜后中间型肿瘤是什么

原发性腹膜后中间型肿瘤是一类局部具有侵袭性，但通常远隔转移罕见的肿瘤。在这一大类肿瘤中，最常见的是起源于纤维组织的韧带样型纤维瘤病，其约占全部腹膜后肿瘤的 3%~4%。据统计，韧带样型纤维瘤病在一些中心甚至可占腹膜后肿瘤病例的近 10%。除此之外，孤立性纤维性肿瘤、炎性肌纤维母细胞瘤等也占据一定比例。

4. 发病率最高的腹膜后恶性肿瘤是什么

原发性腹膜后肿瘤以恶性（也就是肉瘤）常见，其中最常见的类型就是起源于脂肪组织的恶性肿瘤——脂肪肉瘤。腹膜后脂肪肉瘤约占全部腹膜后软组织肉瘤的 41%~45%，其中以去分化脂肪肉瘤最为常见，其次为高分化脂肪肉瘤。除此之外，平滑肌肉瘤、多形性未分化肉瘤等也占据一定比例。

（二）腹膜后肿瘤的致病原因

有句古话大家可能都听说过，叫"上医医未病之病，中医医欲病之病，下医医已病之病"。那我们是否可以明确腹膜后肿瘤的致病原因，从而有办法提前预测哪些人会得腹膜后肿瘤，或者如何在它还不显山露水时发现它，及早干预，防患于未然呢？这一部分我们就来一起讲述这方面内容，虽然现状可能并不那么尽如人意。

1. 腹膜后肿瘤遗传吗

绝大部分腹膜后肿瘤均是散发病例，与遗传因素并无直接关联。但临床中也有少部分腹膜后肿瘤患者是由于胚系基因突变导致肿瘤的发生，其中好发腹膜后肿瘤常见的遗传综合征有以下几种：

（1）神经纤维瘤病：神经纤维瘤病是一种良性的周围神经疾病，为常染色体显性遗传病。主要起源于周围神经鞘神经内膜，常累及起源于外胚层的器官，如神经系统、眼和皮肤等，是常见的神经皮肤综合征之一。其中的神经纤维瘤病 I 型患者易发生中枢和周围神经系统的良、恶性肿瘤，例如腹膜后嗜铬细胞瘤、恶性外周神经鞘瘤、横纹肌肉瘤等。

（2）Li-Fraumeni 综合征：此病主要由于抑癌基因 $p53$ 的缺失，引起各种遗传性肿瘤的发生。患者可合并儿童期的横纹肌肉瘤，成人的纤维肉瘤和未分化多形性肉瘤等。

（3）家族性腺瘤样息肉病：此病由 APC 基因突变所致，多表现为整个结直肠布满大小不一的腺瘤，易恶变为结肠癌。约有 7.5%~16% 的家族性腺瘤样息肉病患者同时合并硬纤维瘤（侵袭性纤维瘤病），其中一半发生在腹腔内或腹膜后腔。

（4）遗传性视网膜母细胞瘤：主要由抑癌基因 *Rb1* 突变所致。此病患者易伴发腹膜后平滑肌肉瘤。

2. 除了遗传因素，腹膜后肿瘤的危险因素还有哪些

不同于乙 / 丙型肝炎导致肝硬化、肝细胞癌或人乳头状瘤病毒（HPV）导致宫颈癌这样明确的因果关系，腹膜后肿瘤像大部分恶性肿瘤一样，往往并没有某一项特定的明确病因，而更多是遗传、环境等内外因素综合导致的。除了前文讲述的遗传因素外，某些环境致癌剂（如石棉）、长期大量放射性照射、某些病毒感染（如 EB 病毒感染）等也被认为可能和某些腹膜后肿瘤的发生有关。

3. 腹膜后肿瘤有办法预防吗，应该如何体检筛查

恶性肿瘤的预防广义应包括三级预防。一级预防为病因预防，即加强健康教育，理性认识癌症危害，养成良好的生活习惯等。二级预防为临床前预防，即注意体检筛查，或感到身体出现不适时及时就诊，以做到早发现、早诊断、早治疗。三级预防则指防止肿瘤复发的康复预防。这里主要指腹膜后肿瘤的一级和二级预防。

必须承认，腹膜后肿瘤很难有真正意义上的预防。接种乙肝疫苗患肝细胞癌的概率就会大大降低；接种 HPV 疫苗后，患宫颈癌的概率就会大大降低。对于这种相对病因单一的恶性肿瘤，我们比较容易寻找到切断源头的办法去阻碍它的发生。可因为病因的多样复杂，腹膜后肿瘤很难做到这一点。

对于普通人群而言，毫无疑问规律的体检可以用来筛查各种肿瘤的发生。但腹膜后肉瘤——恶性的腹膜后肿瘤总体发病率极低，仅约 3/100 万，加之其病理类型繁杂，发病机制尚未完全研究清楚，目前并没有像筛查胃肠道肿瘤一样行之有效的肿瘤筛查手段。不过由于此类疾病发病率极低，普通人群其实并不需要特别担心腹膜后肿瘤的发生。而前文所述的神经纤维瘤病、Li-Fraumeni 综合征、家族性腺瘤样息肉病和遗传性视网膜母细胞瘤患者，则应该咨询遗传学专家，根据遗传学专家的相应建议进行细致的肿瘤筛查。

（三）怀疑腹膜后肿瘤应该到什么科就诊

通过上文的介绍，大家也可以看出来，腹膜后肿瘤是一类很复杂的疾病。这类疾病无论对治疗理念还是对外科技术，无论是对专业性还是对全面性都要求极高。那么，现实的问题是，如果怀疑腹膜后肿瘤，应该挂什么科呢？

1. 一直以来腹膜后肿瘤患者由哪个科诊治

如其他肿瘤一样，腹膜后肿瘤是一类很古老的疾病，只是不像肺癌、胃癌、肝癌等很明确的癌症，它过于庞杂，所以学界对它的诊断标准、治疗原则、甚至疾病名称等认知都在不断发生着变化。那么长期以来腹膜后肿瘤患者是由哪个科诊治呢？如果我们在全国各大医院的科室设置里面寻找，几乎都找不到"腹膜后肿瘤科"。一般的综合医院会设置普外科、胸外科、泌尿外科、骨科等，比较好的大型综合医院普外科会进一步细分为肝胆胰外科、胃肠外科、血管外科等。对于需要放化疗的肿瘤，一般会设置肿瘤科。然而，并没有专门的腹膜后肿瘤科。一般大型的肿瘤专科医院，科室设置会围绕各种肿瘤更加细致全面。然而，直到近几年之前，专门的腹膜后肿瘤科室都是缺失的，这就造成了这部分患者的归属缺失。肿瘤离什么器官近，需要切除哪个器官，就由哪个科来诊治。这样的弊端是非常明显的，哪个科室都病例数有限、经验不足，且一旦超出了本科室的范畴就难以处理得当，对这类疾病也难以形成系统、全面、准确的认识。

2. 为什么没有"腹膜后肿瘤科"

那么，为什么长期以来都没有"腹膜后肿瘤科"呢？这可能和几方面因素有关。①发病率偏低。由于腹膜后肿瘤的总体发病率偏低，患者人群不像肺癌、胃癌、肝癌等常见肿瘤患者那么多，有些医院甚至一年也见不到多少例，因此就没有专门设置科室。②对这类疾病重视不足。由于并非那么常见，表现形式又多种多样，因此大家时常碰到散见病例，并没有像对待常见肿瘤那样把它专门作为一类肿瘤来研究。③现存专业能力受限。如我们在介绍腹膜后肿瘤特点时所提，腹膜后肿瘤经常涉及多个部位及器官，然而在传统学科设置中，这些是由不同学科主管的。因此传统设置的学科里，并没有哪一个可以将其完全涵盖。这种现存专业能力受限，也影响了腹膜后肿瘤专科的设置。

3. 为什么成立专业化腹膜后肿瘤中心很必要

发病率再低的疾病，在我国庞大的人口基数面前，也有相当大的患者人群。而既往的现状，导致这部分人群难以得到最佳的治疗。腹膜后肿瘤是对全面外科能力、影像鉴别能力、病理诊断能力等各方面要求都很高的学科。已有多项研究证明，是否由年病例数高（high volume）、经验丰富的专业化中心诊治，对腹膜后肿瘤患者预后影响明显。因此，有必要成立专门的腹膜后肿瘤中心，建立专业化的学科，完善亚专科，这样才能使对这类疾病的认识和诊疗能力不断提高，为这类患者带来更好的治疗效果。正因为如此，北京大学肿瘤医院整合医院相关优势资源，于 2015 年正式成立了北京大学肿瘤医院软组织与腹膜后肿瘤中心，该中心经过几年的发展，现已成为我国乃至全亚洲最大的软组织与腹膜后肿瘤中心之一。

4. 腹膜后肿瘤中心有哪些优势

专业化中心的成立，专门化人才的培养，大大推动了学科的发展。其优势体现在多方面：

（1）病例集中，病例数多：腹膜后肿瘤中心成立后，相关门诊及手术量均显著提升。所谓"熟能生巧"，医学是如此，对于相对"小众"的肿瘤就更是如此。我们曾提到，研究表明年病例数高、经验丰富的专业化中心诊治，对腹膜后肿瘤患者预后影响明显。其原因就在于越是病例数多的中心，遇到过、处理过的情况就越多，就越有助于医生经验水平的提升和病例资源的整合。最终使思路、观念、外科技术水平等都更加先进。

（2）对疾病的研究更加系统化：成立腹膜后肿瘤中心、把腹膜后肿瘤真正当作一个学科来对待后，会更加注重该领域知识的整体全面梳理。中心大量病例的积累，也会为相关无论基础研究还是临床研究的开展提供大量素材，形成重点明确、成体系化的一系列研究课题。这无论对于对该类疾病的理解，临床工作的质量，还是对于创新性治疗的提出，都大有益处。

（3）多学科团队（multidisciplinary team，MDT）的形成：成立腹膜后肿瘤中心，意味着成立了以此类疾病为核心的 MDT。而以病种为中心，在遇到疑难病例时由 MDT 讨论后制订临床决策的模式，是广受国际范围认可的肿瘤诊疗模式。这个机制的前提是，需要有一支训练有素、凝聚力强、在各自专业领域实力强劲的专家队伍。而在腹膜后肿瘤领域，这样的队伍是极难得的。MDT 包括了肿瘤外科、肿瘤内科、影像科、病理科、骨肿瘤科、核医学科、放疗科、介入科、超声科等科室，形成了在腹膜后肿瘤的诊断、外科治疗、内科治疗等方面颇具经验的专家团队，在遇到疑难病例时可以及时形成 MDT 共同讨论，为患者带来最优的诊疗。

（吕昂　李成鹏　刘伯南）

三、腹膜后肿瘤的诊断和分期

在初步了解腹膜后肿瘤后，这一部分我们来具体介绍腹膜后肿瘤的诊断和分期。如果翻开医学院校的《诊断学》教材，我们会发现，对于一种疾病的诊断思路，往往是按照"症状——体征——实验室检查——影像学检查——病理学检查"这样的思路来进行的。本部分我们也大致按照这种思路，首先来看看腹膜后肿瘤可能引起哪些症状和体征。

（一）腹膜后肿瘤可能有哪些表现

首先需要强调的是，如前文所述，腹膜后腔是一个位置深在的广阔腔隙，因此腹膜后肿瘤往往起病隐匿，在肿瘤个体较小时大多没有任何症状。这部分患者有时是体检时偶然发现，有些是就诊其他疾病时意外发现。而随着肿瘤的进展，其常出现的各种临床表现大致可总结为如下三类。

1. 肿瘤本身引起的症状

随着肿瘤逐渐长大，多数患者先有腹部不适，随之可伴有腹胀、腹痛、腰背部不适疼痛等表现。有些可放射至肩背部疼痛，少数还可伴有腹股沟区疼痛、阴囊疼痛甚至下肢疼痛等。若肿瘤生长缓慢，患者往往适应性较强，甚至肿瘤已很大了还没有太明显疼痛感，反而是无意间扪及包块而就诊。当肿瘤生长较快时，可伴有出血坏死，则容易出现胀痛甚至较剧烈疼痛。

2. 肿瘤压迫周边脏器引起的症状

肿瘤逐渐增大时，还会压迫或侵犯周边的脏器，从而产生相应的刺激症状。而不同的部位、不同的大小、生长的快慢、压迫不同的器官，引起的表现也不尽相同。如压迫胃部可有食欲减退、恶心，甚至呕吐；刺激压迫直肠可出现排便次数增多或慢性便秘；压迫小肠、结直肠可能出现不完全或完全性肠梗阻；刺激膀胱则可能出现尿频、尿急；压迫输尿管则可能出现肾盂积水、肾功能损害引起的腰部不适；压迫或浸润腹膜后神经丛可引起较严重的腰背疼痛、会阴部及下肢疼痛；累及到支配下肢的运动神经，还会出现下肢活动障碍；压迫回流静脉及淋巴管可引起下肢水肿；向上方压迫膈肌胸腔可能引起气短、呼吸困难等。

3. 肿瘤带来的全身症状

有些肿瘤，如功能性嗜铬细胞瘤或副神经节瘤，因分泌肾上腺素和去甲肾上腺素，可引发阵发性高血压，顽固性高血压，或高血压、低血压交替出现，引起头晕、头疼等不适，血压过高者，还易诱发脑出血。此外，当腹膜后肉瘤发展到一定程度，可出现体重减轻、发热、乏力、食欲减退，甚至恶病质等表现。

（二）怎样诊断腹膜后肿瘤

仅仅凭借症状体征，对于疾病的诊断是远远不够的。这一部分我们来看看如果诊断腹膜后肿瘤，还需要进行哪些检查。

1. 抽血化验能诊断腹膜后肿瘤吗

许多肿瘤有特异的血液学肿瘤标志物，如甲胎蛋白（AFP）对于肝癌、糖类抗原 19-9（CA19-9）对于肝胆胰腺肿瘤、癌胚抗原（CEA）对于消化道肿瘤、糖类抗原 125（CA125）对于妇科肿瘤等。然而目前，几乎所有的原发性腹膜后肿瘤都没有特异性的肿瘤标志物，因此仅靠抽血化验很难诊断腹膜后肿瘤。

但是，抽血化验对于疾病的鉴别诊断有时很关键。如有时生殖细胞来源的恶性肿瘤会出现在腹膜后或转移至腹膜后淋巴结，从而表现为腹膜后肿物（如精原细胞瘤）。若有此类怀疑，AFP 或 β-HCG 是非常必要的血液学检查。有些时候，腹膜后的占位性病变有可能是嗜铬细胞瘤或副神经节瘤，这类肿瘤相当一部分会分泌激素入血，引起高血压、心悸、头晕、盗汗等症状。此时血液中儿茶酚胺及代谢产物会明显升高，该实验室检测对于疾病的诊断有重要帮助。

2. 应该如何拍片子

高质量的影像学检查是诊断腹膜后肿瘤最重要的手段。因为腹膜后肿瘤位置比较深在，超声检查因其局限性，很难满足腹膜后肿瘤的诊断要求。因此，腹盆腔的增强影像学检查（包括增强 CT、增强 MRI）是最主要的检查手段。

腹盆腔增强 CT 具有扫描范围广，能清楚反映肿物与血管关系，对部分钙化病灶的显影优势等特点，是诊断腹膜后肿瘤的有效方法。因为腹膜后肿物多为间叶组织来源，组成成分复杂，而 MRI 检查对于软组织的显示及肿瘤内部成分的判断具有很大的优势，因此增强 MRI 也是诊断腹膜后肿瘤不可缺少的手段。

腹膜后肿物往往异质性明显，即使同一个肿瘤，其不同部分，性质也可有很大差别。PET/CT 或 PET/MRI 检查可以反映肿瘤不同部位代谢程度的差异，对于判断肿物的良恶性、反映肿瘤的异质性，甚至指导穿刺活检及取材的部位等都具有不可替代的优势。此外，PET 检查在发现远隔转移的病灶，从而帮助准确的分期方面也具有一定价值。

3. 穿刺活检病理是必需的吗

病理学检查被称为肿瘤诊断的"金标准"，很多肿瘤的最终诊断都依赖于活检病理。但是在腹膜后肿瘤这个领域，情况有些许不同。对于腹膜后肿瘤是否建议进行穿刺活检，什么样的情况主张进行穿刺活检，这是一个专业且复杂的问题，即使在学术界，也没有公认的答案。

这主要是因为，相比于其他癌症，腹膜后肿瘤的穿刺活检准确度有限。一方面，腹膜后肿瘤往往个体较大，且内部异质性较强，有时穿刺活检无法取到核心区的组织，从而无法准确反映肿瘤的生物学特征。另一方面，腹膜后肿瘤的亚型逾 70 种，很多时候即使是切除的大体标本，做了大量的免疫组化甚至荧光原位杂交（FISH）检测等还难以最终确诊，更不用说穿刺活检的很有限的组织了。

当穿刺活检病理无法反映肿瘤的全貌，或很难得到最终诊断时，其价值就大打折扣了。因此，目前被广泛接受的方案是对于影像学表现典型，考虑诊断较为明确，且适合接受手术治疗的患者，不推荐常规进行术前的穿刺活检。

但是，穿刺活检在有些时候还是很有价值的。在如下情况，我们仍推荐进行穿刺活检病理：

（1）当考虑有可能首选治疗为非手术治疗的疾病时：并非所有表现为腹膜后肿块的疾病一定是原发性腹膜后肿瘤，也并非所有的疾病都首选手术治疗。当根据病史、影像学检查等资料，无法排除首选内科治疗的疾病时（比如淋巴瘤、精原细胞瘤等），建议穿刺活检病理。

（2）当疾病已失去根治性手术切除机会时：当完善检查后发现肿瘤已范围广泛或出现远隔转移，而失去完整切除机会时，需要根据患者是否存在梗阻、出血等并发症，以及肿瘤的病理等综合判断是姑息性手术切除还是首先内科治疗。此时也推荐进行穿刺活检病理。

（3）当预期手术有可能造成不可逆的重大影响时：有时疾病虽然仍存在完整切除机会，但手术可能会造成患者不可逆的器官功能缺失，而对生活造成重大影响。如联合直肠切除后的永久性结肠造口，联合膀胱切除后的永久性输尿管皮肤造口等。此时也建议行穿刺活检病理，探寻是否存在其他解决方案。

（三）会不会不是原发性腹膜后肿瘤

是不是出现在腹膜后腔的占位性病变都是原发性腹膜后肿瘤呢？答案是否定的。虽然 WHO 中腹膜后肿瘤的类型可以细分到 100 种左右，但是仍然有一些良性或恶性病变，它们出现在腹膜后腔，却并非原发性腹膜后软组织肿瘤。那么，在临床工作中，有哪些疾病有可能"冒充"腹膜后肿瘤，混淆我们视听的呢？下面让我们一起来看看。

1. 哪些疾病可能冒充腹膜后肿瘤

准确的诊断是合适的治疗选择和良好预后的基石和保障，因此了解哪些疾病可能冒充腹膜后肿瘤至关重要。原发性腹膜后软组织肿瘤包含逾 70 种不同的病理类型，即便利用 CT、MRI、^{18}F-FDG-PET/CT、实验室检查、穿刺活检等种种手段，在经验较少的非专业中心就诊时，诊断也极其困难。而由于腹膜后腔的特殊性，腹腔内各脏器来源的肿瘤在生长到一定大小后，都可能被误认为是腹膜后肿瘤，这就使得腹膜后肿瘤的诊断更加复杂。而对于腹膜后肿瘤的误诊，往往会造成非常严重的后果，无论是手术根治性不足造成的肿瘤复发，还是盲目扩大手术造成的无辜脏器被切除，都是无法挽回的损失。其他来源的多种恶性肿瘤、生殖系统肿瘤、假性肿瘤及良性肿瘤都可能被误认为是腹膜后肿瘤。具体见表 1。

表 1　可能被误认为是腹膜后肿瘤的其他肿瘤

恶性肿瘤	嗜铬细胞瘤／副神经节瘤、肾上腺皮质癌、胰腺实性假乳头状瘤、血管周上皮样细胞瘤、各类型淋巴瘤、腹膜间皮瘤、恶性肿瘤的腹膜后淋巴结转移、肾母细胞瘤、肉瘤样癌等
生殖系统肿瘤	子宫内膜间质肉瘤、高级别浆液性卵巢癌、卵黄囊瘤、卵巢颗粒细胞瘤、无性细胞瘤、精原细胞瘤、卵巢卵泡膜纤维瘤等
假性肿瘤	慢性脓肿、放线菌感染、陈旧性血肿、脂肪坏死等
良性肿瘤	Castleman 病、成熟型畸胎瘤、支气管源性囊肿等

2. 如何鉴别诊断腹膜后肿瘤

首先，详细的病史采集很重要。病史采集包括患者的年龄、性别，是否有外伤史，是否伴有发热，是否有控制不平稳的高血压，是否有恶性肿瘤病史或手术史等。比如，若青年男性伴有隐睾病史，精原细胞瘤的发生率会大大增加。再比如若患者既往存在恶性肿瘤病史，腹膜后的占位有可能是腹膜后淋巴结转移，本次疾病可能与前次存在密切联系。

其次，根据采集的病史，有针对性的实验室检查有时也对鉴别诊断有很大帮助。比如儿茶酚胺及代谢产物，以及 c-HCG、AFP 等，对于嗜铬细胞瘤／副神经节瘤、生殖源性肿瘤等的诊断就存在较大价值。

高质量的影像学检查至关重要。病变在 CT、MRI、PET/CT 下分别呈何种表现，病变边界是否清晰、呈实性还是囊性、有无强化、单发还是多发等，都是鉴别的要点。如果有既往的影像学资料，前后对比阅片、观察病变变化也很重要。有时表现不典型的病变，常常需要 3~4 种影像学检查手段相互补充、彼此互补来帮助进行鉴别诊断。

有时上述检查全部完成，也无法得出最终的结论。是穿刺活检，还是手术切除，还是密切随诊观察，需由专业的医生团队综合各种信息而做出选择。由此可见，医学是有局限性的，有时鉴别诊断是很艰辛的，而想做出最终的临床决策，则更加困难。它还要将患者的年龄、体质、生活质量、主观意愿、有无伴随症状等多种因素考虑进去，做出一个医生认为使患者获益最大的决定。在这种时刻，医患双方的相互体谅和理解就显得尤为重要。

（四）腹膜后肉瘤的分级和分期

对于任何恶性肿瘤来说，在诊断与鉴别诊断后，在开始治疗前，准确而全面的肿瘤分期都至关重要。这里需要明确的是，只有恶性肿瘤才谈得上分期，因此，这一部分的内容针对的对象是原发性腹膜后恶性肿瘤，也就是腹膜后肉瘤。此外，与大多数肿瘤不同的是，腹膜后肉瘤的分级是分期中的重要组成部分，因此在本部分中一并讲述。

1. 什么叫肿瘤分级

肿瘤分级为一个组织学概念，常用于生物学行为评估，从而指导预后。目前腹膜后肿瘤的分级系统最常用的是由法国联邦癌症中心肉瘤组（French Federation of Cancer Centers Sarcoma Group，FNCLCC）开发的三级系统（即 FNCLCC 分级，1 级为低级别高分化型，2 级为中等分化型，3 级为高级别低分化型），其由三个不同的参数确定，分别是分化程度、有丝分裂活性和坏死程度。具体来说，分化评分为 1~3 分，有丝分裂活性评分为 1~3 分，坏死评分为 0~2 分，然后进行求和，得出 I 级（G_1，2 分或 3 分）、II 级（G_2，4 分或 5 分）和 III 级（G_3，6~8 分）。级别越高，提示肿瘤的恶性程度越高。

2. 什么叫肿瘤分期

肿瘤分期是一个临床概念，准确分期有助于合理制订治疗方案，正确地评价疗效，判断预后。类似于上皮来源肿瘤的分期，腹膜后肿瘤的分期系统也采用临床最为常用的 TNM 分期，为典型解剖学分期。其主要包括原发肿瘤大小（tumor，T）、区域淋巴结受累情况（nodes，N）、远处转移（metastasis，M），以此三项决定肿瘤分期，不同 TNM 的组合，诊断为不同的期别。由于不同部位的软组织肿瘤生物学行为差异迥然不同，最新版本的 TNM 分期系统专门发布了针对腹膜后肿瘤的分期系统，即根据病灶的最大径在 T 标以 1 至 4 的数字，表示肿瘤发展程度（T_1 为最大径小于等于 5cm，T_2 为最大径大于 5cm 但小于等于 10cm，T_3 为最大径大于 10cm 但小于等于 15cm，T_4 为最大径大于 15cm）；而 N 和 M 则分别用 0 和 1 表示，1 代表有，0 代表无。将 TNM 与前述的分级方法相结合，就形成了目前肉瘤最常用的 TNMG 分期，以此可将腹膜后肉瘤分为 I、II、III、IV 期。

3. 为什么腹膜后肿瘤的分级分期很重要

由于腹膜后腔的空间广阔，腹膜后肿瘤往往达到很大的尺寸才被发现，而且容易包裹重要的脏器及血管，进而造成手术范围的扩大。为了对腹膜后肿瘤患者进行有效的临床全程管理，准确的分级分期尤为重要。具体体现在：术前通过影像学评估及穿刺活检，可以初步了解肿瘤的分化程度及侵犯范围，从而有效地指导手术决策，预估手术切除范围，为围手术期的相关管理提供参考；在多脏器联合的根治性切除术后，局部复发和远处转移是腹膜后肿瘤术后患者所面临的巨大挑战，此时结合术后组织学标本及术中探查情况所明确的分级分期可以有效地识别出高风险的患者，进一步指导临床随访和治疗决策。

4. 如何准确地分级分期

准确的分级分期依赖术前全面影像学评估和术中探查情况，具体包括全面的体格检查、胸腹盆腔增强 CT 和 / 或胸腹盆 MRI，全身 PET/CT、放射性核素肾扫描等，来准确评价肿瘤的侵犯范围，包括大小、周围侵犯情况、有无淋巴结转移及远处转移。在术前，准确的分级主要依靠组织学活检标本，通过至少 2 名软组织肉瘤专业的病理医师的镜下观察来确定肿瘤的分化程度、核分裂活性及有无坏死情况；而在多脏器联合切除的根治性手术后，对完整切除标本的仔细评估，可以更加准确地明确分级，指导临床决策。

（吕昂　刘峭　刘道宁　薛国强）

四、腹膜后肿瘤治疗概述

（一）没有最好的治疗，只有最适合的治疗

在看病时，患者最常问的三个问题就是"医生，我得的是什么病？""我的病严重不严重，到什么程度了？"以及"我的病应该怎么治？"。前两个问题，分别对应着腹膜后肿瘤的诊断和分期，我们通过前面的内容已经有所介绍。从这个部分开始，我们将用很大的篇幅，来系统介绍腹膜后肿瘤的治疗。

我们首先强调的理念是，治疗手段本身没有好坏之分，只有适合不适合之分。同一种治疗手段，对某一部分患者群体来说，可能是最佳治疗选择，而对另一部分患者群体来说，可能不仅无法带来好处，反而徒增了很多痛苦。因此，"因地制宜""量体裁衣"，根据不同的患者群体制订适宜的治疗策略是正确的理念。

1. 腹膜后肿瘤患者人群应如何划分

想达到"因地制宜""量体裁衣"，我们首先需要关心的问题就是，应该如何对腹膜后肿瘤人群进行合理的划分，以什么标准进行划分。并且该标准对于临床决策应该有较强的指导意义，只有这样，才能让不同医院不同医生在临床实践当中普遍应用。

目前尚没有一个所有人都认可的统一标准。我们结合肿瘤性质、分期、临床决策等因素，将腹膜后肿瘤人群划分为如下四大类：

（1）初治腹膜后良性肿瘤：患者发现腹膜后肿瘤，考虑肿瘤为良性，既往未经过手术或其他治疗。

（2）初治腹膜后中间型/恶性肿瘤：患者发现腹膜后肿瘤，考虑肿瘤为中间型或恶性，分期检查未见远隔转移，既往未经过手术或其他治疗。

（3）复发性腹膜后中间型/恶性肿瘤：中间型或恶性腹膜后肿瘤患者，既往曾接受手术治疗，目前存在腹盆腔的肿瘤复发。

（4）转移性腹膜后肉瘤：恶性腹膜后肿瘤（腹膜后肉瘤）患者，分期检查提

示肿瘤已经出现了明确的远隔转移（如肝、肺、骨等转移）。

关于这四类人群的具体治疗策略，我们将在下一部分重点阐述。

2. 制订治疗决策时需考虑哪些因素

医疗行为是个复杂的过程，医生在为一个患者制订治疗决策时，需要考虑诸多因素，再根据反馈的信息加以综合，制订一个医生认为对患者最合适，患者最有可能从中获益的方案。这些复杂的因素大致可以分为三大类：肿瘤病情因素、身体耐受因素和社会经济因素。

（1）肿瘤病情因素：如我们刚才讲述的腹膜后肿瘤患者人群划分，依据的就是肿瘤病情因素。即患者的诊断是否已明确，肿瘤是良性还是恶性，已发展到什么程度，处于什么分期等。根据疾病程度的不同，制订不同的治疗策略。比如，如果是初治肿瘤且还具有完整切除机会，那手术应该是重点考虑的治疗方式。相反，如果分期检查中发现肿瘤已经出现了全身远隔转移，那么局部治疗的意义就很有限，需要重点考虑全身治疗。

（2）身体耐受因素：我们总是强调，治疗的对象是活生生的人，而不仅仅是肿瘤。所以，在制订治疗决策时，绝不能仅考虑肿瘤的病情，而忽略了对于患者身体状态的评估。患者的年龄、是否存在合并症（如冠心病、脑血管病、肺炎、凝血功能障碍等）、心肺功能如何、目前体力状态如何、营养状态如何等，以及目前的体力营养状态与肿瘤的关系等，也是我们在做决策之前的重要参考因素。只有将身体耐受因素也充分考虑了，才是真正适合的治疗。

（3）社会经济因素：前两点都是纯粹从医学角度出发的，也是我们做决策时最重点考虑的部分，但有时这还不够。每个个体除了自身，都有社会和家庭属性，患者更是如此。这里面，就涉及复杂的社会经济因素。比如，任何一种治疗措施都涉及相应的风险、花费等问题，而面对同样的情形，不同的患者及家庭的想法可能是不同的。家庭经济条件、患者及家属对风险的承受能力、自身主观意愿和对治疗的接受程度等，都会对最终的决策产生影响。因此，这就要求医方需要将病情、可选的治疗方案、相应的利弊等与患方进行充分的交流和沟通，也要求患方在充分了解后，结合自身情况，全家统一思想，做出最终选择。

3. 如何对腹膜后肿瘤患者进行体力评估

上文中我们提到,除了肿瘤因素外,患者的身体耐受情况也是我们进行治疗决策时要考虑的重要因素之一。那么,我们应该如何科学地对患者的身体耐受情况做出合理的评估呢?

临床上我们最常使用的工具就是 Karnofsky 评分,常称卡氏评分。满分 100 分表示完全健康,0 分代表死亡,每 10 分为一个标准,依次表示不同的体能状况。得分越多,代表身体一般情况就越好(具体评分标准见表 2)。在为任何一个患者制订治疗计划前,都应该首先对患者进行体力评分,评估患者是否可耐受当前治疗。

这是对所有恶性肿瘤患者都通用的评分系统,但对于腹膜后肿瘤患者,有一点是和其他肿瘤不一样的。对于大多数癌症患者,Karnofsky 评分越低,提示患者体力评分越差,越应该谨慎考虑手术。但是对于腹膜后肿瘤患者,不应忽视一种情况,那就是有一部分患者的肿瘤负荷很大,肿瘤对周围脏器产生了压迫,因此患者活动受限、难以生活自理。这时如果不减轻肿瘤负荷,患者的 Karnofsky 评分将很难获得改善。

表 2　Karnofsky 评分

100 分	为正常人,没有不舒服的症状,也没有不正常的样子
90 分	能进行正常的工作生活,但稍稍有不舒服的症状或不正常的样子
80 分	有一些不舒服的症状,但能勉强进行正常的活动
70 分	由于症状较重,所以不能参加正常的工作和生活了,但能吃饭、穿衣,大小便等可以自己完成
60 分	这时症状更重一些了,一般的生活也不太行,所以有时候需要别人帮助一下
50 分	这时,一般的生活不行了,吃饭要别人端,穿衣服也要别人帮助,大小便要人扶。白天超过一半的时间躺在床上
40 分	生活不能自理,需特别照顾,也就是吃饭靠人喂,衣服靠人穿
30 分	生活严重不能自理,只能躺在床上,大小便失控
20 分	病情很严重,需要到医院里进行积极治疗
10 分	病情危重,随时有死亡危险
0 分	患者死亡

4. 腹膜后肿瘤的可选治疗方法有哪些

腹膜后肿瘤的治疗方法大致可分为两大类，即局部治疗和全身治疗。

局部治疗指作用于身体某一局部病变的治疗，比如手术切除病灶、放射线照射病灶、射频消融病灶等。但是绝大多数的腹膜后肿瘤对放疗不敏感，更不适合射频消融治疗，因此，手术是最重要的局部治疗方式，也是腹膜后肿瘤治疗的基石。

全身治疗则指将药物通过静脉、皮下或肌内注射、口服等途径，从而可作用于全身的治疗。比如化疗、靶向治疗、免疫治疗、中医药治疗等。有时在疾病的不同时期和不同治疗阶段，需要局部治疗与全身治疗相结合，甚至当局部治疗已无法带来获益时，要以全身治疗为主，利用综合治疗为患者带来更大的疗效。

5. 什么是 MDT，MDT 有何优势

近些年，MDT 这个词在医学，尤其是肿瘤学治疗领域被频繁提及，它到底是什么意思呢？MDT 是 multi-disciplinary team 的英文首字母缩写，翻译成"多学科团队"。它的理念是，面对一种复杂的疾病，有时单一治疗手段效果有限，这时通过多学科的共同参与，发挥各学科的优势，解决患者在诊断和治疗中的难题，制订最合理的治疗方案，起到 1+1>2 的效果。

"量体裁衣"式的个体化治疗和局部联合全身的综合治疗是肿瘤治疗中被提倡和推崇的理念。MDT 就是这种理念的具体表现形式。MDT 是以疾病及患者为中心的。以腹膜后肿瘤为例，腹膜后肿瘤 MDT 通常包括肿瘤外科、肿瘤内科、影像诊断科、病理科、放疗科、介入治疗科等，辅助参与科室还可包括营养科、中医科及临床药师等专业人员。面对一个复杂病例，每个学科专家都可以从自身专业角度提出观点，相互讨论、协商，最终制订一个对患者最合适的治疗方案。

具体形式上，一般采取"圆桌会议"的形式。成熟且组织良好的 MDT 通常有固定地点、固定时间、固定人员，参与人员以中、高级职称医师为主。

（二）手术——腹膜后肿瘤治疗的基石

相信每一位老百姓都听说过手术，也都对手术有或多或少的了解。它作为最直接有效的治疗手段，往往能起到立竿见影的效果。那么在腹膜后肿瘤的治疗中，手术扮演了怎样的角色呢？

1. 什么是手术

手术就是外科医生利用各种器械对人体进行外科操作，从而治疗疾病的过程。比如外伤后的清创缝合、脓肿的切开引流、体内肿瘤的切除等。根据手术的部位及操作范围、时长等，通常需选择在局部麻醉、硬膜外麻醉、全身麻醉等麻醉方式下进行。

在腹膜后肿瘤治疗领域，手术主要包括根治性手术和姑息性手术。

2. 什么是根治性手术，什么是姑息性手术

（1）根治性手术：根治性手术就是对恶性肿瘤、肿瘤可能累及的组织、区域淋巴结等进行彻底的切除，从而达到肉眼无残留的状态。手术切除的范围过小，容易造成肿瘤的残留，从而快速复发。切除的范围盲目扩大又会对机体造成过大的创伤，且并不改善生存。因此，经过漫长的探索和发展，现今不同类型和部位的恶性肿瘤，基本都已经确立了规范、标准的根治性手术切除范围。由于绝大多数腹膜后肿瘤对放化疗不敏感，因此范围足够的根治性首次手术是改善患者预后的最重要因素。

（2）姑息性手术：姑息性手术是指无法达到肿瘤根治，而是以解除症状、保全生命或改善生活质量为目的的手术。比如晚期肿瘤侵犯消化道造成了消化道出血，手术切除原发病灶虽然无法达到肉眼无残余，但是解除了消化道出血，保全了生命，也为后续治疗创造了条件。再比如晚期肿瘤造成的消化道梗阻，消化道改道手术虽然无法切除肿瘤，但可以解除梗阻，让患者恢复进食，从而改善生活质量，也为后续治疗创造了条件。

3. 手术适合于哪些腹膜后肿瘤人群

我们总结，适合根治性手术的腹膜后肿瘤患者应同时满足以下4点：局部可切除，远隔无转移，身体可耐受，主观有意愿。这就需要进行清晰

精密的影像学检查，评价肿瘤的位置、范围，与周边重要血管和脏器的关系，确认有完整切除机会；全面的分期检查，确认无远隔转移；全面的身体评估，排除手术禁忌的合并症，确认心、肺、肝、肾等脏器功能良好；并且还需就手术的利弊、风险、预期效果等与患者及家属充分沟通，患者及家属需有积极配合手术的意愿。

当肿瘤已失去根治性切除机会，但是存在肿瘤导致的出血、穿孔、消化道梗阻或明显压迫腹胀等并发症，不将肿瘤主体切除或行改道手术，并发症就无法解除或缓解时，应积极开展多学科讨论，在全面评估下考虑是否行姑息性手术。

4. 手术的利弊有哪些

举个极端的比喻，如果问在所有治疗选择里，最安全毫无风险的是什么，答案是放弃治疗。因为不做任何事情，就没有任何风险，当然也就没有任何疗效。所以在腹膜后肿瘤的治疗中，往往疗效与风险是成正比的。在所有治疗手段中，手术往往是最立竿见影，也是潜在可达到最佳疗效的。然而，手术是侵入式有创治疗，带来疗效的同时也会带来相应的风险。

手术的优点包括：可完整移除肿瘤至体外；有机会显著延长患者的生命或改善生活质量；有达到临床治愈效果的潜在可能性。

手术的缺点包括：创伤较大、对人体的解剖生理结构有一定影响；有出现围手术期并发症甚至死亡的风险；对经济条件有一定要求。

5. 腹膜后肿瘤的手术有哪些特点

相比于其他的手术，腹膜后肿瘤的手术具有如下特点：

（1）规模大、难度大、风险高，往往需要联合脏器切除：绝大多数腹膜后良性肿瘤不需要联合脏器切除，只需完整将肿瘤切除即可。但对于腹膜后肉瘤，情况就大有不同。腹膜后肉瘤往往早期没有特异性临床表现，这导致大多数肿瘤在发现时个体较大。且腹膜后腔包含很多的脏器和血管，腹膜后肉瘤往往与这些脏器血管有密切联系。它们具有局部侵袭性，因此单纯肿瘤切除范围是不足够的，这往往导致短期内的复发。因此绝大多数腹膜后肉瘤的手术都有规模大、难度大、风险高，且需要联合脏器切除的特点。

（2）缺乏标准、规范的手术范围：经过漫长的探索和发展，现今不同类型和部位的恶性肿瘤，基本都已经确立了规范、标准的根治性手术切除范围。如乳腺癌的改良根治术、胃癌的 D2 根治切除术、胰头癌的胰十二指肠切除术等。但是，对于腹膜后肉瘤，由于腹膜后腔是一个相对广阔的空间，每一例的发生部位、肿瘤范围、对周边脏器的侵犯等均不尽相同，这就导致了很难像其他位置固定的恶性肿瘤一样，形成标准化的手术范围。再加上不同医生团队手术理念、手术技术、手术经验的差别，腹膜后肉瘤的手术范围就更难以统一了。因此，腹膜后肉瘤的外科手术比绝大多数学科要复杂得多，对手术团队的技术、经验等要求也更高。

6. 腹膜后肿瘤适合微创手术吗

近些年，"微创手术"的字眼越来越多地被提及，微创手术往往具有切口小、疼痛轻、恢复快等优势。那么腹膜后肿瘤适合用微创的方式实施手术吗？

从具体操作方法看，目前微创手术主要包括腹腔镜手术和机器人手术。前者通过在腹腔内建立二氧化碳气腹提供操作空间，再建立数个操作孔，将腹腔镜镜头置入腹腔内，并通过显示器屏幕上的图像，利用加长手术器械实施手术。后者则是在建立气腹并建立数个操作孔后，装机连接，主刀医生坐在控制台上远程控制，通过操作孔置入的几个机器手臂实施手术。

应该说，微创是外科学发展的重要方向之一。在达到同等治疗效果的前提下，更小的创伤、更快的恢复是外科医生应该不断追求的目标。但是，这里有两个重要的问题格外需要引起注意，那就是适应证的把握和手术团队的经验。

目前认为对于边界清晰的比较典型的腹膜后良性肿瘤，经验丰富的团队，通常是可以进行微创手术切除病灶的。但是腹膜后中间型或恶性肿瘤，通常具有程度不同的局部侵袭性，往往与周边的组织脏器关系密切甚至直接侵犯，即使是传统的开腹手术术后复发率都很高，因此微创手术更无法达到要求的"整块切除"理念。故对于中间型或恶性肿瘤，或者临床上难以判定良恶性的肿瘤，均不推荐进行微创手术。

综上，我们认为，腹膜后肿瘤的外科治疗，手术的质量和彻底性应是首要考量，也是对预后影响更大的因素。适应证把握良好的良性病例是适合微创手术的，但建议由经验丰富的团队进行。

"微创"更多的应该是一种贯穿始终的治疗理念，而不仅仅是指腹腔镜或机器人手术操作。医生准确评价病情，根据自己擅长、熟悉的手术方式，合理实施规范的手术，比盲目追求"微创手术"更有意义。

（三）化疗——传统的全身治疗手段

从前文不难看出，对于符合适应证的腹膜后肿瘤，手术仍是首选治疗方案。但是，如果面对一些已经全身转移或已经无法达到完整切除的病例，也许手术带给患者的获益有限，这时就需要重点考虑全身治疗。这一部分我们就系统介绍一下最传统的全身治疗方法——化疗。

1. 什么是化疗

化疗就是使用各种化学药物杀灭或抑制癌细胞的治疗方法，常是肿瘤综合治疗过程中的一种全身治疗措施。化疗药物一般通过口服、动静脉给药、腔内用药（包括术中腹腔热灌注化疗）等途径发挥抗肿瘤作用。

2. 化疗适合于哪些腹膜后肉瘤人群

化疗在腹膜后肉瘤的多学科综合治疗中扮演着重要角色。在体力评分和肝肾功能等均符合要求的前提下，化疗可能适合以下腹膜后肉瘤人群：

（1）转移性腹膜后肉瘤：即已发生远隔转移的腹膜后肉瘤患者。所谓远隔转移，就是指肿瘤细胞已经从原发部位通过血液循环扩散到了身体其他部位并形成肿瘤。若肿瘤已不幸发生全身转移，在分期中应归为Ⅳ期。这类患者若没有梗阻、出血、穿孔、疼痛或腹胀难忍等并发症，绝大多数不建议首选手术治疗。

（2）已失去完整切除机会的腹膜后肉瘤：有些腹膜后肉瘤虽未出现远隔转移，但肿瘤在腹盆腔内已呈多发表现，或已包绕重要血管，无法达到完整切除。这类患者也是可以尝试化疗的合适人群。

（3）手术后快速复发的腹膜后肉瘤：有些患者肿瘤恶性程度高、生物学行为差，虽进行了手术治疗，但手术后肿瘤出现了快速复发。这类患者往往无法从单纯的手术中获益，需要考虑全身治疗手段控制肿瘤进展。

（4）姑息或根治性手术后的腹膜后肉瘤：对于一些对化疗相对敏感的瘤种，在姑息或根治性手术后进行辅助化疗可以延长患者总体生存期。

3. 化疗治疗腹膜后肉瘤效果好吗

绝大多数腹膜后肉瘤对化疗并不敏感，因此化疗对腹膜后肉瘤的治疗效果总体很不尽如人意。多柔比星＋异环磷酰胺＋美司钠的 AIM 方案至今仍是软组织肉瘤的一线化疗方案，但其总体有效率仍然较低。相对而言，恶性程度较高的滑膜肉瘤、多形性未分化肉瘤及其他高级别肉瘤等，对化疗会更加敏感。

近年来艾立布林等新药的上市，也开启了腹膜后肉瘤化疗的新篇章。其与靶向治疗、免疫治疗的联合应用也为腹膜后肉瘤的全身治疗提供了新的思路。

4. 化疗的副作用有哪些

在大多数老百姓的观念里，化疗往往伴随着很大的痛苦，化疗的副作用也是大家对于这种治疗手段的最大顾忌。应该说，虽然随着现代药物的进步，化疗的副作用较几十年前已经有了明显改善，但各种化学药物在杀灭或抑制癌细胞的同时，对人体也势必会产生或多或少的副作用。不同药物的副作用不同，常见有恶心，呕吐，乏力，脱发，骨髓抑制引起的白细胞、血小板下降及贫血等。具体如下：

（1）消化道反应：食欲下降、恶心、呕吐、腹胀、腹泻或便秘等。

（2）骨髓抑制：表现为白细胞、血小板水平下降，红细胞、血红蛋白减少引起贫血等。

（3）重要脏器功能受损：心脏毒性，化疗药物可引起心肌损害，产生心悸、心慌、心动过速、胸闷、气短，甚至心力衰竭等；肝脏损伤，化疗药均通过肝脏代谢，部分患者出现肝功能不全，产生胆汁淤积、肝纤维化、肝硬化等；肾脏损伤，引起尿蛋白阳性，肾功能不全。

（4）神经系统损害：主要引起末梢神经损伤，产生肢端麻木、感觉减退等。

（5）过敏反应：多表现为荨麻疹、皮炎等，严重者可出现呼吸困难、低血压等。

（6）远期反应：不可逆性的心肌损害，心功能不全，中枢神经系统损害，不孕不育、机会肿瘤（第二种肿瘤）等。

虽然听起来十分可怕，但现代医学也有很多办法去预防副作用的发生或对其进行针对性处理。因此，我们应该以科学的态度正确看待化疗的副作用。

（四）放疗——另一种局部治疗手段

手术、化疗、放疗并称为肿瘤治疗的三大手段。上文我们分别介绍了前两者，这一部分就带着大家一起来认识另一种重要的局部治疗手段——放疗。

1. 什么是放疗

放射治疗（简称"放疗"）是利用放射线治疗肿瘤的一种局部治疗方法，目前应用较多的是加速器产生的 X 射线和电子线。

自从 1896 年人类使用 X 线治疗了第 1 例晚期乳腺癌患者，放疗距今已有 100 多年历史，现在的放疗技术已由二维放疗发展到三维放疗技术，其中三维适形放疗（3D-CRT）是利用 CT 定位图像重建肿瘤的三维结构，通过适形挡铅在不同方向设置与病灶形状一致的照射野，以达到精准治疗目的；适形调强放疗（IMRT）是三维适形放疗的一种，它在三维适形的基础上对照射野内的剂量强度进行调整，最终虽然单个辐射野内剂量分布是不均匀的，但是可以达到肿瘤区的剂量较高且均匀而周边正常组织的剂量相对较低的效果。

2. 放疗适合于哪些腹膜后肉瘤人群

放疗在腹膜后肉瘤的多学科综合治疗中扮演着一定角色，放疗可能适合以下腹膜后肉瘤人群：

（1）当肿瘤包绕或邻近无法切除的大血管时，进行局部术前放疗，以提高切除率，降低复发率。

（2）当客观原因（如肿瘤贴近骨盆、贴近腹主动脉等）导致某部位切缘不满意时，进行术中或术后放疗，以降低复发率。

（3）对于某些特殊部位（如腰椎、坐骨等）的转移瘤，可考虑行姑息放疗止痛，提高患者生活质量。

3. 放疗治疗腹膜后肉瘤效果好吗

绝大多数腹膜后肉瘤对放疗并不敏感，且肿瘤往往巨大、范围较广，对放疗的部位、范围等均提出了严峻挑战，因此放疗能给患者带来的生存获益恐怕十分有限。虽然随着设备的不断进展，及有关辅助、新辅助和术中放射治疗临床研究的进行，希冀通过放射治疗降低局部复发乃至改善生存的尝试越来越多，但至今仍未达成共识。因此对于可完整切除病例，不推荐常规接受局部放疗。

4. 放疗的副作用有哪些

放疗带来的副作用大致可分为以下两大类：

（1）全身性反应：如与化疗类似的骨髓抑制（白细胞减少、血小板减少、贫血）、食欲减退、恶心呕吐、乏力、体重减轻等。

（2）局部性反应：放疗期间可能因胃肠道受照射继发消化道出血或胃肠道功能紊乱，出现黑便、腹泻、便秘等表现。

（五）靶向治疗与免疫治疗——新兴的全身治疗方式

虽然绝大多数腹膜后肉瘤对传统化疗并不敏感，但是对于很多恶性程度比较高的高级别肉瘤来说，单纯的手术是远远不够的。若想提高治疗成绩、延长总体生存，还是需要探索更加有效的全身治疗方案。随着药物和治疗理念的进步，新的化疗药物以及更加有效的靶向治疗、免疫治疗的出现，二者、三者的联合已经成为腹膜后肉瘤重要的治疗方式。在软组织肉瘤领域，靶向治疗与免疫治疗的适应证可参考前文中化疗的适应证，不同的医生和科学家在该领域也都在进行相关的探索，而这很大程度上是基于基因测序的结果。在这一部分，我们就系统讲述相关的内容。

1. 什么叫基因测序

相信大家都听说过基因，也就是DNA，它是生物体携带和传递遗传信息的基本单位，也是解读人类和疾病的密码。随着精准医学的逐渐成熟，越来越多的基因检测产品也进入了大众生活。可能很多老百姓都听说过基因测序，但是对于该不该做，有没有意义等充满困惑。

简单来说，基因测序就是通过采集外周血、其他体液或肿瘤组织对DNA进行检测的技术。取受检者外周静脉血或组织，扩增其基因信息后，通过特定设备对受检者样本中DNA分子信息做检测，分析基因变异情况。基因检测广泛应用于医疗卫生领域，从孕前准备、产前检查，到家族遗传性疾病的确认，到某种疾病的风险预测、诊断和治疗等。

基于基因测序结果对肿瘤"分子分型"，并根据不同的基因变异情况进行精准治疗是肿瘤学近20年里的研究热点方向。同一个瘤种可能存在不同的基因变异，不同的瘤种也可能存在相同的基因变异。因此基因测序可能打破"同病同治"的传统治疗模式，实现"同病异治"或"异病同治"。通过全世界科学家的不断研究，已在越来越多的肿瘤中发现了有临床价值的基因变异，也有越来越多的新药诞生，这些都为患者带来了切实的获益。

2. 什么叫二代测序技术

二代测序（next-generation sequencing，NGS）技术是相对于一代测序技术的名称。一代测序技术以其可达 1 000bp 的测序读长、99% 以上的高准确性帮助人们完成大量的测序工作，但其存在测试速度慢、成本高、通量低等方面的不足，也致使其难以得到大众化的应用。随着科学技术的进步以及科研人员对测序技术的努力开发，NGS 可 1 次对几百、几千个样本的几十万至几百万条 DNA 分子同时进行快速测序分析，因此也称为高通量测序技术。NGS 技术也可达 99% 以上的准确度，且成本较前也已明显降低，目前已成为肿瘤基因检测服务的主流手段。

3. 什么是靶向治疗

肿瘤细胞与正常细胞有分子层面的差异，这些分子特征给肿瘤细胞强悍的生存力，但同时也会暴露出可以用来攻击的位点，即"靶点"。针对肿瘤特定位点设计相对应的药物，在体内特异地选择致癌位点发生结合作用，使肿瘤细胞特异性死亡，而不会波及肿瘤周围的正常组织细胞进行治疗的方式称为靶向治疗。通过检测肿瘤基因组变异，可能发现部分肿瘤靶向治疗的"靶点"。

实体瘤中最经典的靶向治疗例子就是最常见的消化道间叶源性肿瘤——胃肠道间质瘤。该肿瘤对放化疗不敏感，完整手术切除是最佳治疗手段，但失去手术机会的晚期患者基本就等同于束手无策。20 年前，c-*KIT* 基因被发现，其编码的 KIT 蛋白能激活自身酪氨酸蛋白酶活性，通过一系列反应激活下游信号通路，从而刺激肿瘤细胞的不断增殖。而针对其的靶向药物——酪氨酸激酶抑制剂伊马替尼，被发现可阻止 KIT 蛋白的活化，从而抑制肿瘤的增殖。由于胃肠道间质瘤中 c-*KIT* 基因突变率高达 80%，因此伊马替尼的问世，将不可手术的胃肠道间质瘤患者的中位生存期从 1 年延长到了近 5 年，不仅震惊了世界，也由此掀开了实体瘤靶向治疗的新篇章。

现在，在乳腺癌、非小细胞肺癌、黑色素瘤、肾细胞癌、肝细胞癌等很多瘤种中，靶向治疗都已成为不可或缺的重要治疗手段。

4. 腹膜后肉瘤有靶向治疗吗，有必要做基因测序吗

在很多肿瘤中，由于对治疗决策有决定性影响，关键位点的基因检测已成为常规。比如胃肠道间质瘤对 *c-KIT* 及 *PDGFRA* 的检测，非小细胞肺癌对 *ALK* 及 *EGFR* 的检测，乳腺癌和胃癌对 *HER-2* 的检测，结直肠癌对 *K-RAS*、*B-RAF* 的检测等。而有些瘤种中，比如肝细胞癌，显示出良好效果的为多靶点靶向药物，而并不针对某一个位点，因此基因检测对药物选择和延长生存的获益目前并不明确。但是，在各个瘤种中的全外显子检测及 RNA 测序也正在积极开展，这有助于探索新的基因突变位点和新的靶向治疗可能。

应该说，腹膜后肉瘤发病率低、病种多、异质性强，导致无论基础研究还是临床研究都相对滞后。近年来，该领域也取得了一些进展，但仍处在探索阶段。目前的研究表明安罗替尼对于腹膜后肉瘤，尤其是滑膜肉瘤、横纹肌肉瘤、去分化脂肪肉瘤、平滑肌肉瘤等有一定疗效；帕唑帕尼和瑞戈非尼也可以用于非脂肪源性的腹膜后肉瘤；克唑替尼对于 *ALK* 突变的炎性肌纤维母细胞瘤具有很好的治疗效果。

那么腹膜后肉瘤有没有必要做基因检测呢？与其他癌种不同的是，腹膜后肉瘤绝大多数对传统的化疗与放疗并不敏感，缺乏有效的全身治疗手段，因此对基因测序以及相应的靶向治疗和免疫治疗方面的需求就更加迫切。从这个角度看，基因测序对于腹膜后肉瘤更加有意义。虽然目前从基因检测中发现可从靶向治疗中明显临床获益的概率仍然很低，但医学的原则是不放弃任何机会，鼓励积极尝试。推荐在有条件的情况下应用二代测序技术进行全外显子检测及 RNA 测序，探索有无基因突变位点及相应靶向免疫治疗的可能。但现实中要注意，务必与患者及家属充分说明沟通，是否检测需结合自身经济条件及病情后综合决定。

5. 什么是PD-1/PD-L1

近些年，"PD-1""PD-L1"等字眼在肿瘤治疗中很热门，可能很多老百姓也听说过，那么到底什么是 PD-1/PD-L1 呢？

人体内正常的免疫系统有一套完备的肿瘤识别和杀伤体系，该体系包括 T 细胞、B 细胞、NK 细胞等各种免疫细胞、抗体和补体。利用该体系中任何一个免疫

环节所研发的抗肿瘤治疗都可以称为免疫治疗。免疫治疗是近几年来发展最为迅猛的抗肿瘤的治疗手段，其机制就是激活机体自身免疫系统来杀灭肿瘤细胞。

PD-1 即 programmed cell death 1，细胞程序性死亡受体 1，是人体免疫细胞 T 细胞表面的一种受体蛋白。PD-L1 即 programmed cell death ligand 1，细胞程序性死亡配体 1，是 PD-1 的配体。一旦 PD-1 与 PD-L1 相结合，便会向 T 细胞传递一种负向调控信号，诱导 T 细胞进行凋亡并抑制 T 细胞的增殖和活化。而一些肿瘤表面就会携带 PD-L1，因此当肿瘤表面的 PD-L1 与结合 T 细胞表面的 PD-1 结合后，T 细胞就会被抑制，人体通过免疫系统识别和杀伤肿瘤的作用就会大大减低。

因此，现在陆续问世的 PD-1 抑制剂或 PD-L1 抑制剂，就是通过与 T 细胞表面的 PD-1 或肿瘤表面的 PD-L1 结合，将原本 PD-1/PD-L1 的结合方式打破，使被肿瘤细胞俘获的 T 细胞重新发挥其能力，从而开始识别并杀伤肿瘤细胞，起到对肿瘤治疗的作用。

所以，PD-1 其实是一种免疫检查点分子，是免疫系统中的抑制性通路，它本来的作用是调节生理性免疫应答的持续时间和幅度，从而避免免疫系统对正常组织造成损伤和破坏。而这种通路一旦被肿瘤细胞等"坏人"利用，就会导致免疫系统将"坏人"误认为是"好人"从而放行，让肿瘤细胞逃脱免疫系统的杀伤。作用于这类免疫检查点分子，通过抑制其作用而重新激活免疫系统杀伤能力的药物，就称为免疫检查点抑制剂（immune checkpoint inhibitor，ICI）。ICI 除了 PD-1 抑制剂、PD-L1 抑制剂外，还有 CTLA-4 抑制剂等，更多的免疫检查点分子和通路也在研究中。

6. PD-1/PD-L1 抑制剂治疗腹膜后肉瘤效果好吗

PD-1/PD-L1 抑制剂在淋巴瘤、黑色素瘤、肝细胞癌、非小细胞肺癌等瘤种中已取得显著疗效，但在腹膜后肉瘤中只能用"曙光初现"来形容。PD-1/PD-L1 抑制剂与靶向治疗、化疗及其他治疗方式的联合应用在腹膜后肉瘤患者中均有尝试，有些（如 PD-1 与安罗替尼及艾立布林的联合）已初步观察到一些疗效，但目前仍未取得确切突破。目前研究比较明确的是，对于存在错配修复缺失（deficient mismatch repair，dMMR）导致微卫星不稳定性（microsatellite instablity，MSI）的实体瘤，PD-1/PD-L1 抑制剂更可能取得良好的效果。但是，该情况在腹膜后肉瘤患者人群中比例很低。此外，若肿瘤表现为 PD-1/PD-L1 高表达，或肿瘤突变负荷（tumor mutation burden，TMB）较高，也更可能从 PD-1/

PD-L1 抑制剂中获益，但并不绝对。因此目前也推荐在对腹膜后肉瘤患者进行基因检测时涵盖 dMMR/MSI、PD-L1/PD1、TMB 等信息，评估是否可能从免疫治疗中获益。

7. 腹膜后肉瘤有细胞免疫疗法吗

除 ICI 外，细胞免疫疗法是肿瘤免疫治疗领域的另一个研究热点。通俗来讲，细胞免疫疗法就是利用生物技术和生物制剂对患者采集的自身免疫细胞进行培养和转化，然后回输至患者体内，从而刺激增强免疫细胞对肿瘤细胞的杀伤，达到治疗目的。根据作用的细胞不同，又分为 T 细胞疗法、NK 细胞疗法、干细胞疗法、DC 细胞疗法、巨噬细胞疗法等。

然而无论哪种细胞免疫疗法，在腹膜后肉瘤的治疗中都仍处于研究阶段，尚不完全成熟，疗效亦不确切。因此，建议腹膜后肉瘤患者首选疗效更加确切、证据更加充分的治疗方式，再根据患方的经济情况、主观意愿、病情发展等，在医患双方经妥善沟通商议后，可考虑尝试细胞免疫疗法或入组相应的研究项目。

（郝纯毅　吕昂　朱向高）

五、不同患者人群的治疗

上文我们对腹膜后肿瘤患者人群的划分、可选的治疗手段，及最常用的治疗方法进行了介绍。这一部分我们将会对不同患者人群的治疗进行分别阐述。

·········· （一）初治腹膜后良性肿瘤的治疗 ··········

1. 腹膜后良性肿瘤的特点有哪些
腹膜后良性肿瘤大多单发、边界较清晰，肿瘤通常生长较缓慢，呈惰性生物学行为。

2. 腹膜后良性肿瘤的手术原则是什么
对于影像学表现较典型的腹膜后良性肿瘤，手术原则是尽可能完整切除肿瘤，同时注意保护器官功能。但是有时即使是良性肿瘤，因长期生长，也与周边组织难以分离，不完整切除也存在术后复发的可能，因此必要时也可联合脏器切除。还有的时候情况比较特殊，肿瘤虽呈惰性，却与重要的血管关系密切，此时为了保证手术安全性，也可考虑分块切除。但是肿瘤完整切除应该是尽量追求的目标。

3. 腹膜后良性肿瘤的手术效果如何
腹膜后良性肿瘤通常生物学行为较好，手术完整切除后复发率很低，预后很好。

4. 腹膜后良性肿瘤都需要手术吗
对于有些意外发现的影像学表现较典型、个体较小、对生活无影响的良性肿瘤，也可考虑定期复查、密切随访，根据变化趋势决定是否手术切除。

5. 如果临床难以判断良恶性怎么办

有些肿瘤的影像学表现并不典型，良恶性难以准确判断，甚至穿刺活检也无法准确区分。这时我们主张无论从治疗决策还是手术原则上，都遵循"宁左勿右"的原则，即手术指征宁积极勿消极，手术范围宁大勿小。原因在于，一旦中间型／恶性肿瘤被忽略从而错过最佳治疗时机，或手术范围不够导致复发，都很可能永远错过了根治机会，为患者带来后续无尽的烦恼。

（二）初治腹膜后中间型／恶性肿瘤的治疗

1. 腹膜后中间型／恶性肿瘤的特点有哪些

腹膜后中间型／恶性肿瘤可能为单发或多发，可能边界较为清晰，也可能边界不清，可能生长速度相对缓慢，也可能快速生长。它们都具有局部的侵袭性，易侵犯周边的组织和脏器，不同的是中间型肿瘤绝大多数无远隔转移倾向，而恶性肿瘤则有一定比例出现远隔转移。

2. 初治腹膜后中间型／恶性肿瘤的首选治疗方法是什么

对于腹膜后中间型／恶性肿瘤，首先应该进行全面、准确的分期检查。这可以帮助我们判断肿瘤是否存在远隔转移，肿瘤为单发还是多发，肿瘤与周边的脏器及血管关系如何，从而判断是否存在完整手术切除机会。对于有完整手术切除机会的患者，根治性手术切除仍是目前的首选治疗方案。

3. 初治腹膜后中间型／恶性肿瘤是否需要穿刺活检

对于临床考虑高度可疑为初治腹膜后中间型／恶性肿瘤的病例，是否常规进行穿刺活检的问题即使在学术界也一直存在争议。目前接受度较高的观点是，对于影像学表现典型、考虑诊断较为明确的肿瘤（如高分化脂肪肉瘤等），若存在完整切除机会，则可以直接进行手术，无需穿刺活检。

对于如下情况，则推荐进行穿刺活检：

（1）当考虑有可能首选治疗为非手术治疗的疾病时（如淋巴瘤、精原细胞瘤等）。

（2）当疾病已失去根治性手术切除机会，需明确肿瘤性质首先进行全身治疗时。

（3）当肿瘤累及重要器官，切除后可能造成不可逆的功能严重障碍时（比如全盆腔脏器切除等）。

（4）需要加入临床研究者，根据研究需要进行穿刺活检。

4. 初治腹膜后中间型 / 恶性肿瘤的手术原则是什么

首次手术的质量、范围、彻底程度是影响腹膜后中间型 / 恶性肿瘤预后的最重要因素。一旦肿瘤出现复发，几乎就意味着失去根治机会。而术后复发又是导致腹膜后肿瘤治疗失败的最常见原因。因此，对于初治的腹膜后中间型 / 恶性肿瘤，单纯切除肿瘤在绝大多数情况下是远远不够的，而是应以将肿瘤联合周边可能受侵的脏器一并整块切除为原则实施手术。手术应将根治性、彻底性放在首位考虑，而不是过多考虑器官功能的保留。

5. 为何说手术通常难度大、风险高

腹膜后中间型 / 恶性肿瘤手术难度大、风险高的主要原因为：

（1）腹膜后中间型 / 恶性肿瘤由于难以早期发现，就诊时往往体积巨大，受累器官数目增加，外科手术中操作复杂，手术视野暴露困难。

（2）由于腹膜后腔范围宽广，上至膈肌下至盆底，肿瘤有可能累及腹部任何器官，因此腹膜后肿瘤手术需要主刀医生同时具备肝胆外科、胰腺外科、胃肠外科、血管外科、泌尿外科、妇科甚至胸部外科等手术技巧，在目前的医疗培养环境下，能够胜任的医生团队极少，使得很多腹膜后肿瘤手术并不"完美"，而这种不完美往往是患者预后不佳的主要原因。

（3）腹膜后肿瘤常累及人体内很多重要的大血管，如腹主动脉、下腔静脉、髂血管、肠系膜血管等，如果处理不当患者轻则残疾、重则死亡。如何处理肿瘤与这些血管的关系，是否可以安全地切除重建等，都是外科团队面临的难题。

（4）有些患者因为肿瘤巨大，不能正常进食和活动，甚至术前合并肠梗阻等并发症，导致了一般情况不佳，有的患者存在营养不良和水电解质平衡紊乱等表现，使得术中出血及术后并发症风险明显增加。

6. 初治腹膜后中间型／恶性肿瘤的根治性手术效果如何

数十年来，随着外科技术的进步，医疗器械及药品的发展，麻醉、重症医学及围手术期管理水平的提高，腹膜后肿瘤手术的边界在不断延展，手术安全性和治疗效果也已经较前有了明显提高。肿瘤学中一般以 5 年无复发率和 5 年生存率作为评价某一种治疗方法在某一种恶性肿瘤中治疗效果的指标，即 5 年后未出现复发的患者以及仍存活的患者占全部患者的比例。

世界上不同中心报告的结果有所不同，病例数多的成熟的腹膜后肉瘤中心与普通的医院数据差别巨大。在世界上成熟的病例数较多的腹膜后肉瘤中心目前行根治性切除的初治腹膜后中间型／恶性肿瘤患者，总体 5 年无复发率可达 50%，5 年总生存率可达 50%~70%。目前除了手术外，尚无任何其他治疗方式可达到类似效果。

7. 影响手术预后的因素有哪些

对于腹膜后中间型／恶性肿瘤，有很多因素影响着手术后的治疗效果。有一些是由疾病本身决定的，不受人为因素影响，比如肿瘤的多灶性、病理类型、肿瘤分级等。但也有一些因素是可以通过人为的选择和努力影响的。最典型的例子就是，已经有国内外大量数据表明，成熟的病例数多的肉瘤中心对腹膜后肿瘤的治疗效果明显优于普通的医院。这点非常好理解，因为在这种专业化的中心，医生诊治过的病例数更多，对这类疾病的认识更深刻，诊疗经验更丰富，治疗理念更先进，手术原则的把握更加准确，手术中的处理也更加得当。而这些都是可能影响腹膜后中间型／恶性肿瘤手术后效果的因素。

8. 手术风险有哪些

腹膜后中间型／恶性肿瘤手术术中风险与腹部其余恶性肿瘤手术相似，包括心脑血管意外、失血性休克、弥漫性血管内凝血（DIC）以及医源性损伤（如输尿管损伤、肠道损伤）等，但由于腹膜后肿瘤具有体积巨大，手术野显露困难等特点，术中各种风险发生率较其他手术更高。

此类手术术后风险则根据手术的时长、操作范围、涉及联合切除的器官等不同而不同。总体来说，包括涉及联合切除的脏器相关的并发症，以及术后出血、腹盆腔感染、下肢静脉血栓等普遍性并发症。具体说来，比如联合部分结肠切除，可能出现肠瘘；联合部分胰腺切除，可能出现胰漏、糖尿病等；联合肝脏或胆管切除，可能出现胆漏、术后肝功能损伤等；联合部分膀胱或输尿管切除，可能出现尿漏；联合腹膜后大血管切除置换，可能出现相应部位出血或血栓形成等。

因此，围手术期的管理，术后并发症的预防、观察和及时处理也对外科团队成员提出了很高的要求。

9. 手术后生活质量如何

腹膜后良性肿瘤的手术通常采取单纯肿物切除的手术方式，术后生活质量影响不大，几乎所有患者都可以恢复正常的工作生活。

但是对于腹膜后中间型/恶性肿瘤患者，手术范围个体化差异很大，对术后生活质量的影响也不尽相同。这主要取决于是否联合受累器官的切除以及切除受累器官的范围和数量。

如联合结直肠切除，有时为了手术的安全性，需要进行保护性腹壁造口；有时肿瘤联合了下段直肠或膀胱的切除，则需要进行永久的消化道及尿路改道；有时联合单侧肾脏切除，有些患者术后会出现肌酐及尿素升高等肾功能损伤的表现；有时联合下肢血管神经切除，可能会出现患肢的感觉运动功能障碍（患侧下肢麻木，无力等）。

总之，腹膜后中间型/恶性肿瘤手术可能会对患者术后生活质量产生较大影响，严重者也许会对患者继续从事工作，生活习惯等均造成影响。但不同的患者间差异较大，术后生活质量并未受太大影响的也大有人在，这主要是由肿瘤的部位、范围及手术方式决定的。所以术前应做好充分的思想准备，术后必要时需要进行专业的心理辅导。

10. 手术后还需要做些什么

患者术后住院期间会有医生及护理团队的照顾和指导，这时主要是遵从医护人员的安排，配合医护人员进行术后恢复。出院后还需要做的事情大致分为两大类：

（1）术后康复：如前所述，此类手术通常规模较大，术后可能会有一些问题不能在短短的住院时期全部解决，需要在后续更长的康复期间逐步改善，有时还需要其他专业的帮助。比如术后进一步营养支持的问题、术后血糖控制不稳定需要内分泌科帮助调节血糖稳定的问题、患侧下肢运动感觉功能障碍需要康复科协助进行恢复治疗的问题等。术后的康复期对这类大手术术后患者的恢复及生活质量的改善至关重要。

（2）针对肿瘤的后续治疗及定期复查随访：另一方面，就是需要与主诊团队充分沟通，确认自己的肿瘤病理类型和情况，是否需要进行术后的辅助治疗、辅助治疗的方式及开始的时机等。如果不需要，也要按照医生的要求进行定期的复查随访。通常的规律是术后两年内每 3 个月复查 1 次，两年后可每半年复查 1 次，若 5 年仍无复发迹象，后续可每年复查 1 次。

11. 若发现时就已失去完整切除机会了怎么办

有些初治腹膜后中间型 / 恶性肿瘤患者一经发现疾病，就因肿瘤多发、肿瘤范围太广、肿瘤包绕不可切除的重要血管等原因已失去完整切除机会，此时应该怎么办呢？

这时应该仔细评估，判断患者是否存在由肿瘤引起的肠梗阻、消化道出血、难以忍受的疼痛及腹胀等表现。如果均没有，则建议首先考虑穿刺活检病理，判断肿瘤的病理类型、分级，最好可以同时进行基因检测，并根据掌握的信息进行靶向治疗、免疫治疗、化疗的联合等全身治疗。

如果存在上述情况，通常患者的身体状态难以耐受全身治疗，这时需要仔细评估姑息手术的可能性。此时姑息性手术是有意义的，因为往往除了手术外，缺乏可以解决上述并发症的方法。姑息性手术可能解除并发症、减轻瘤负荷、协助明确诊断，为下一步全身治疗创造条件。但这时的姑息性手术往往更具有难度大、风险高的特点，建议由经验丰富的治疗团队仔细评估后决定。

（三）复发性腹膜后中间型 / 恶性肿瘤的治疗

1. 为什么腹膜后中间型 / 恶性肿瘤术后腹盆腔复发率那么高

如前文所言，即使是在富有经验的专业化中心，腹膜后中间型 / 恶性肿瘤术后 5 年复发率也有 40%~50%。那么是什么原因导致了其术后腹盆腔复发率那么高呢？

第一个是肿瘤因素。肿瘤因素的意思就是腹膜后肿瘤本身的生物学行为，也可以理解为肿瘤的恶性程度或者生长特性。有的肿瘤恶性程度很高，这样即使手术切除的很彻底也容易很快出现复发。还有些肿瘤有多中心起源的倾向，它们的发生发展可能就是多结节来源的肿瘤，肿瘤生长的样子可以用张牙舞爪来形容，它们在生长过程中可能会不断出现肿瘤细胞的脱落和播散，这样即使手术切除再彻底，术后也会很快出现复发。

另一个是治疗因素。治疗因素主要就是指手术，比如手术切除范围可能不够大，或者因为肿瘤紧邻重要脏器和重要血管而无法做大范围的切除，甚至肿瘤没有完整切除，以及某些不必要的术中切除活检，这些都是影响腹膜后肿瘤治疗效果的主要原因。当然上述的两个因素并不是孤立的，比如高度复杂疑难的腹膜后肿瘤手术难度就非常大，想要彻底切除或许就是"Mission impossible"，那么手术治疗效果的不确定性就很高。

2. 如何降低术后局部复发率

局部复发是导致腹膜后中间型 / 恶性肿瘤治疗失败的最重要原因。降低术后的复发率很难，但这也正是医务工作者和医学科学家们工作努力的方向。目前大致有三个方向可以努力。

第一是彻底完整甚至联合脏器的扩大手术切除，这是治疗腹膜后肿瘤的基石。虽然不能解决全部问题，但一定可以对某些腹膜后肿瘤患者起到决定性的治疗效果。

第二是根据不同肿瘤的分型选择适合的术后辅助治疗方案。是否选择辅助治疗的数据可能存在争议，包括临床研究的结论可能也不一致。比如有的医生认为化疗起不到明显作用，反而存在很严重的不良反应，不能为了 5~10 个患者的治疗效果，而让另外 90~95 个患者白白承受化疗的副作用；也有的医生会认为化疗的副作用可防可控，为了争取最大的治疗效果，应该做这个尝试。所以具体方案的制订一定要结合自身的病情、意愿、医生的经验等综合因素来考量。

第三是在医生的指导下，尝试没有写进诊疗指南里的各类新药和针对性的临床研究。包括使用基因检测技术明确肿瘤可能的分子机制，在医生指导下尝试那些已在其他瘤种上验证过的类似疗法。

3. 局部复发后还能再次手术吗

和大多数癌症不同，绝大部分腹膜后中间型 / 恶性肿瘤出现复发后还是能够再次手术的，而且这也可能是大多数腹膜后肿瘤患者都需要经历的事情。但是复发后是否应该立即手术、应该如何选择手术方式等则差异很大，需要结合既往肿瘤的病理类型、既往手术方式和切除的脏器、此次复发距离前次手术的时间间隔、复发肿瘤的部位和范围等因素来综合判断。

复发距离前次手术时间间隔越长、复发病灶越局限，就越倾向于积极地再次手术，并力争达到彻底的整块切除。反之，复发的越快、复发病灶越广泛，就越提示该肿瘤生物学行为很差，恐怕不是单纯依靠手术可以解决的问题，而要积极探索其他的治疗方法来控制疾病生长。

4. 复发性肿瘤的手术有哪些特点

腹膜后中间型 / 恶性肿瘤的手术本来就具有规模大、难度高、风险高等特点，而复发性腹膜后中间型 / 恶性肿瘤的手术则更具挑战。这是因为首次手术之后，腹盆腔（尤其是切口下及手术区域）会形成或多或少的粘连，而这些粘连会导致腹盆腔内原本清晰的解剖间隙消失，从而更加难以辨认和分离，更易造成副损伤，也更容易造成渗血。此外，前次手术可能会进行一些消化道重建等操作，导致腹盆腔内的结构与正常情况不同，这通常也会对本次手术造成干扰。

因此，复发性腹膜后中间型 / 恶性肿瘤的手术对外科团队的要求更高，更建议在经验丰富的专业化中心进行。手术团队也更需要认真准备，并熟读前次的手术记录，以应对术中可能出现的各种情况。

5. 局部复发后再次手术效果如何

复发后的再次手术治疗效果个体间差异较大。若肿瘤生物学行为尚可，适应证选择良好，再次手术达到了肉眼无残留，有时甚至可以达到类似于首次手术的治疗效果。但有的复发肿瘤一经发现已是多发或范围广泛，可能只能做单纯的肿瘤切除，甚至姑息切除来缓解腹胀等不适症状。这样的情况恐怕治疗效果就与前者无法同日而语了。

6. 若不适合再次手术怎么办

首先，由于腹膜后肿瘤外科专业性很强，不同的医生团队水平差异也较大，因此当一家医院认为无法再次手术时，可以考虑尝试就诊不同的外科医生，或者更高级别医院、更专业化中心的外科医生，或许他们能够帮助切除肿瘤。

如果最终评估仍然不适合再次手术，也一定去诊治腹膜后肿瘤的专业化团队那里，根据掌握的信息进行靶向治疗、免疫治疗、化疗或联合治疗等全身治疗。

而且也许那里有最新的临床研究，也许他们刚刚尝试了某种新药治好了一名患者，也许你就是那名幸运者。假如这个话题变得沉重一些，真的各种方法都用尽了，肿瘤还是在不停生长，也许你已无力行走，吃饭有些艰难，喘气也有些费力，那么不要再尝试与肿瘤争斗。看看身边的亲人，有他们的陪伴，才是人生最大的幸福。

（四）转移性腹膜后肉瘤的治疗

1. 如何确定腹膜后肉瘤是否已出现远隔转移

无论是初治病例还是复发病例，都需要进行全面的分期检查，以判断肿瘤是否已出现远隔转移。检查包括增强 CT、MRI、PET/CT、骨扫描等方式。如果影像学表现很典型，或者具有穿刺活检病理结果，都可以判定为远隔转移。

2. 出现远隔转移后还适合手术吗

当腹膜后肉瘤出现远隔转移后，通过手术能够实现根治的可能性就变得极小。但对于转移性腹膜后肉瘤病例是否适合手术的问题，不能一概而论，应该具体问题具体分析。

有些腹膜后肿瘤的恶性程度比较高，发生远处转移后会迅速进展，患者的身体状况会在较短的时间内变差。这样的患者即使接受手术治疗，患者能生存的时间也不会因为接受手术治疗而延长，反倒有可能因为手术创伤和手术并发症而缩短生存期，同时，给患者的家庭造成经济负担。

但对于一些恶性程度没有那么高的腹膜后肿瘤，即使发生转移，患者仍然可以存活较长的时间。患者发生转移后，如果可以通过手术治疗延长患者的生存时间或者改善患者的生活质量，也可以考虑手术切除。比如，一个患者出现腹膜后肿瘤转移到肺脏，但肺脏的转移病灶进展比较慢，此时如果腹部的肿瘤太大已经危及患者生命，就可以考虑通过手术切除腹部肿瘤，以延长患者的生存时间，提高患者的生存质量。再举一个例子，如果患者通过手术切除腹膜后的原发病灶后，在复查过程中发现肺脏有一个转移病灶，经过一段时间的观察，身体的其他部位没有出现转移病灶，也可以考虑通过手术切除肺部单发的转移灶。

当然，此情况下患者是否适合手术治疗，建议咨询有经验的专业化腹膜后肿瘤医生团队，在 MDT 讨论下制订治疗方案。

3. 如果不适合手术还有哪些治疗手段

如果经验丰富的团队经过评估讨论，认为无法从手术中获益，就应该以全身治疗作为主要治疗方法。根据病理类型及肿瘤分级的不同，尝试如化疗、靶向治疗、免疫治疗或联合治疗等治疗方法。对于一线治疗失败或无法耐受的患者，也鼓励加入新开展的临床研究等。

（吕昂　丘辉　吴剑挥　王震）

六、应贯穿始终的治疗——最佳支持治疗

在腹膜后肿瘤（主要是腹膜后肉瘤）的治疗中，有一部分内容容易被忽视，但却是影响治疗效果和患者主观体验至关重要的部分，那就是最佳支持治疗。所谓最佳支持治疗，其目的就是减轻临床症状，提高患者生活质量。

上述的所有治疗方法，包括手术、化疗、放疗、靶向治疗、免疫治疗等，都是针对肿瘤而进行的治疗，也称病因治疗。然而，肿瘤是长在人身上的。我们不仅需要治疗肿瘤，同时更应该关注在整个治疗过程中，如何调整人的身体状态和心理感受，这就是支持治疗。

只有患者的身体和心理感受良好，生活质量才会提高，反过来才可以更好地配合其他治疗，两者是相辅相成的。试想一下，如果患者一直处于体质虚弱、营养不良、疼痛控制不佳的状态，那么他是无法耐受上述任何治疗的。因此，在传统观念中，似乎只有肿瘤到了终末期，不适合其他治疗了，才进行最佳支持治疗。这种观念是错误的。手术前的最佳支持治疗可以改善患者体质，提高手术安全性；手术后的最佳支持治疗可以帮助患者尽快恢复身体功能，早日回归家庭和社会；放化疗期间的最佳支持治疗可以让患者有更好的身体耐受性去接受治疗；终末期的最佳支持治疗可以让患者更加平和、有尊严、有质量地度过生命最后的旅程。

因此，最佳支持治疗应该是贯穿在整个治疗过程始终的，是一切的根基和前提。最佳支持治疗主要包括但不限于以下几大方面，下面我们来一一介绍。

（一）如何进行疼痛管理

疼痛是对生活质量影响极大的一种负面主观体验，继呼吸、脉搏、血压、体温之后，被列为人类的"第五大生命体征"。可见其对人们的生命体验影响之巨大。腹部疼痛也是腹膜后肉瘤患者最常见的症状之一，因此，科学合理地控制疼痛对于改善生活质量，建立生活信心至关重要。

1. 什么是癌性疼痛

国际疼痛研究学会（IASP）对疼痛的最新定义为：疼痛是一种与实际或潜在组织损伤相关联的包括感觉、情绪、认知和社会成分的痛苦体验。癌性疼痛是指癌症、癌症相关性病变及抗癌治疗所致的疼痛，为慢性疼痛。慢性疼痛如果得不到有效缓解，则会发展为顽固性疼痛。疼痛是癌症患者尤其是中晚期癌症患者最常见也最令人痛苦的症状之一。

有研究数据显示大约 51%~62% 的癌症患者伴随不同程度的疼痛，约 40% 为轻度疼痛，60% 为中重度疼痛。由于人们对于癌痛存在很多方面的误区，导致目前疼痛未得到良好的管理，而疼痛给患者的生活质量带来了严重的负面影响。积极改善癌痛，会提高患者的生活质量，减轻心理痛苦，也会为顺利进行抗肿瘤治疗提供保证。

腹膜后肉瘤虽严格意义上不能算癌症，却也是一类恶性肿瘤，当肿瘤侵犯腹膜后神经丛时，也会造成类似的癌性疼痛。因此，对于癌性疼痛的控制和处理完全可以借鉴在腹膜后肉瘤的患者人群中。

2. 如何治疗癌性疼痛

癌性疼痛的治疗以药物治疗为主。药物治疗是最主要、最常用、最方便的方法，具有有效、作用迅速、风险小、费用合理等优点。癌痛药物治疗的原则为：①首选无创途径给药：口服用药具有无创、方便、经济、易于调整的优点。随着止痛药剂型研究进展，结合患者不同病情对给药途径的不同需求，除了口服给药外，还可以选择其他无创给药方式，如贴剂和栓剂等。②按时给药：应该按照规定的间隔时间给药，而不是等待出现疼痛时再给药。杜绝"痛了就吃，不痛就不吃"的按需给药方式。③按阶梯给药：根据世界卫生组织推荐的癌痛三阶梯治疗原则给药，根据轻、中、重不同程度的疼痛采取不同的方案进行治疗，镇痛药应从低级向高级顺序提高，弱化中度镇痛药的使用是目前的趋势。④个体化给药：根据患者的情况实现个体化给药，对麻醉药品的敏感度个体间差异很大，所以阿片类药物并无标准剂量。凡能使疼痛得到有效缓解并且不良反应最小的剂量都是最佳剂量。⑤注意具体细节：对使用止痛药物的患者要注意监测，密切观察不良反应，目的是既要获得疗效，又要使不良反应最小，从细节方面提高镇痛治疗效果。

3. 什么是癌性疼痛三阶梯疗法

癌性疼痛三阶梯疗法是世界卫生组织倡导的癌痛治疗原则，分为三个阶梯，80%~90% 的癌性疼痛可通过规范的药物治疗得到满意控制。

（1）第一阶梯：轻度癌痛的患者使用非阿片类镇痛药，主要包括对乙酰氨基酚或非甾体类抗炎药，可酌情使用其他辅助药，如抗焦虑药、抗抑郁药、抗癫痫药等辅助药物。

（2）第二阶梯：中度癌痛的患者可使用弱阿片类镇痛药，主要包括曲马多、可待因或低剂量的强阿片类药物，弱化中度镇痛药的使用是目前的趋势，可与第一阶梯药物合用增加镇痛效果，也可酌情使用其他辅助药。

（3）第三阶梯：重度疼痛的患者使用强阿片类镇痛药，主要包括吗啡、羟考酮、芬太尼等，也可与第一阶梯药物合用或酌情使用辅助药。疼痛严重程度可以用数字疼痛量表（numerical rating scale，NRS）来评估，该量表以 0~10 计分，表示从无痛到最痛，患者可以根据自己的疼痛程度来打分。1~3 分表示轻度疼痛，4~6 分表示中度疼痛，7~10 分表示重度疼痛。根据疼痛的严重程度选择相应阶梯的药物。

4. 用不用担心吗啡成瘾

吗啡是被大家熟知的强效止痛药物，很多患者及家属担心用吗啡控制疼痛会导致成瘾，其实这个担心是完全不必要的。国内外大量实践已证明，阿片类药物是目前镇痛效果最强的一类药物，因其镇痛效果好，副作用少，是目前世界上治疗中重度癌痛的最有效的药物。对于晚期癌症患者而言，阿片类药物有时甚至是唯一有效的治疗。癌痛本身就是对阿片类药物成瘾最好的拮抗。常用阿片类药物包括吗啡、羟考酮、芬太尼等。大量研究证实，服用阿片类药物治疗癌痛极少发生成瘾，因此在使用阿片类药物止痛时不必担心成瘾的问题。

5. 阿片类药物常见的不良反应有哪些

阿片类药物的不良反应常出现于用药初期或过量用药时，个体差异较大，常见的不良反应为恶心、呕吐和便秘等。阿片类药物所致的恶心、呕吐，一般发生在用药开始后 1 周内。一般情况下，随着用药时间的延长，4~7 天症状会逐渐减轻或消失。初次使用阿片类药物的第 1 周内，可以给予甲氧氯普胺等止吐药，用于预防阿片类药物所致的恶心、呕吐。便秘是阿片类药物最常见的不良反应，可能伴随阿片类药物的使用而长期存在，应注意预防。可以通过以下方法来预防或处理便秘：多饮水，多食香蕉、蜂蜜，以及富含纤维素的食物；按摩腹部或适当运动，养成规律的排便习惯；适量使用番泻叶、麻仁等缓泻剂。如果 3 天未解大便，就应该给予灌肠等更加积极的处理。

6. 恶性肿瘤患者可以使用哌替啶（杜冷丁）止痛吗

很多老百姓都听说过杜冷丁，那么，它适合用于癌性疼痛的控制吗？哌替啶（杜冷丁）是用于治疗急性疼痛的有效药物，但将哌替啶用于癌症患者的镇痛，则被视为不合理用药。世界卫生组织已将哌替啶（杜冷丁）列为癌症患者疼痛治疗不予推荐使用的药物。原因是：①止痛作用弱，哌替啶的止痛效果仅为吗啡的 1/10；②作用持续时间短，约 2~4 小时；③哌替啶进入体内的代谢产物毒性比吗啡等阿片类药物大得多，长期反复使用会造成神经、肌肉、血管等损伤，容易"成瘾"。

（二）如何进行营养支持

在腹膜后肉瘤的全程管理中，患者的营养状态是容易被忽略，却至关重要的一部分内容。腹膜后肉瘤患者往往伴有疼痛、食欲减退，加之恶性肿瘤对人体的消耗，很容易导致营养不良，甚至小部分患者可能直接死于营养不良。长期、密切、个体化的营养咨询和支持可以改善腹膜后肉瘤患者的营养不良，减少治疗并发症，延长生存期。

1. 如何判断患者的营养状态

当我们判断一个人是否营养不良时，可能会通过胖瘦、肌肤是否有光泽、说话是否有底气、力气大不大、活动量大不大等方面粗略判断。这些都是很实用的方法，但是是否有更科学系统的判断工具呢？根据中华医学会肠外肠内营养学分会发布的《肿瘤患者营养支持指南》推荐，恶性肿瘤患者一经确诊，应尽早进行营养风险筛查和营养状况评定。可将 2002 版营养风险筛查标准（NRS-2002）作为住院患者营养风险筛查的工具。同时推荐使用主观综合营养评估法（SGA）或患者自评 - 主观综合营养评估法（PG-SGA）进行患者营养状态的评估。

2. 营养支持会不会促进肿瘤生长

有些老百姓的观念里存在一个误区，就是恶性肿瘤患者不能补充营养，因为肿瘤会抢夺所摄取的营养，导致肿瘤越长越快。这其实是一个很大的误区。正因为在与恶性肿瘤细胞对营养物质的争夺中正常细胞永远是失败者，因此营养缺乏时，首先受损的往往也是正常细胞和组织器官。如果企图"饿"死肿瘤，首先垮掉的肯定是人而不是肿瘤。因此，只有进行科学合理的营养支持，才能让机体的抵抗力增强，以更好地耐受针对肿瘤的治疗。目前没有任何临床资料表明营养支持治疗可以刺激肿瘤生长加速。

3. 哪些患者需要营养支持

在上文中我们提到一个概念，就是营养风险筛查。所谓营养风险，就是指现存的或潜在的与营养因素相关的导致患者不利临床结局的风险。而营养筛查，就是医务人员利用快速、简便的方法了解患者营养状况，决定是否需要制订营养支持计划的过程。营养风险的内涵包括两个方面：有营养风险的患者发生临床不良结局的可能性更大，同时从营养支持中受益的机会也更大。因此，当我们进行营养风险筛查并进行营养评定时，对于所有有适应证的患者都应该给予合理的营养支持治疗。

营养支持既可用于术前改善患者营养状态、增加手术安全性，也可用于术后维持患者能量需求、减少并发症，还可用于放化疗期间或康复期，避免营养不良的发生等。

4. 营养支持的方法有哪些

营养支持的途径主要分为肠内营养（enteral nutrition，EN）和肠外营养（parenteral nutrition，PN）两大类。

EN 指的是经胃肠道提供代谢所需的营养物质及其他各种营养素的营养支持方式。比如口服或经鼻饲空肠管、空肠造瘘管注入能提供多种宏量和微量营养素的液体、半固体或加入饮品的粉剂等。PN 指的是经静脉途径为无法经消化道摄取或经消化道摄取营养物质不足的患者提供包括氨基酸、脂肪、碳水化合物、维生素、矿物质及微量元素等营养素，以促进合成代谢，抑制分解代谢，维持机体组织、器官的结构和功能。

当患者可以自主进食或有渠道利用肠道时，应首选 EN 的途径进行营养支持。

当 EN 无法实施或不能满足机体的营养需求时，则给予 PN。具体的营养支持方式、营养素的配比及补充量，应由专业医师根据营养状态和胃肠道功能的评定来决定。

5. 什么是恶病质

有人可能听说过晚期恶性肿瘤患者的"恶病质"。恶病质是指由多种因素导致的肿瘤患者机体骨骼肌进行性丢失，伴或不伴脂肪含量的下降，这种丢失往往不能通过传统的营养支持得到完全纠正，并且可以进一步导致多器官功能障碍的临床综合征。恶病质是晚期恶性肿瘤患者死亡的重要原因。医生应根据患者恶病质评分（CASCO）或简化版 CASCO 的分期，及患者预期寿命、是否存在抗肿瘤治疗手段、营养支持的风险效益比等因素，在尊重患者和家属的权利和意愿基础上，决定是否实施、如何实施营养支持。

（三）如何应对肿瘤相关并发症

在腹膜后肉瘤发生发展的过程中，可能会引起一系列肿瘤相关的并发症，它们轻可影响生活质量，重可直接威胁生命。因此，及时有效地处理肿瘤相关并发症，对改善患者预后十分重要。肿瘤相关并发症可能种类繁多，我们选取了腹膜后肉瘤最常见、危害最大的几种分别进行介绍。

1. 出现消化道出血时怎么办

腹膜后肉瘤具有局部浸润性，有时会浸透消化道，造成消化道出血。若出血量较大，临床上主要表现为黑便或血便、头晕、乏力、心悸等。实验室检查可见血红蛋白进行性下降。胃镜检查或肠镜检查往往可直接观察到消化道受侵及黏膜溃疡出血的表现。

若出现消化道出血，往往首先需要输血、禁食、静脉补液、药物止血等治疗。但是，由肿瘤侵犯导致的消化道出血通常很难通过药物止住，即使暂时停止，出血也很容易再次发生。因此，最好的治疗方法是在进行输血等支持治疗的同时，完善肿瘤可切除性评估、分期检查及心肺功能等评估，判断是否存在根治性或姑息性手术切除病灶的机会。

若存在根治性手术机会，则尽量通过输血、补液、肠外营养支持等方法将身体一般情况改善，积极进行手术。若已不具备根治性手术机会，有时为了有效止血，也不得不进行姑息性手术切除导致出血的病灶。这样做的目的一方面是挽救生命，一方面也为进一步治疗创造条件。但这种姑息性手术往往难度大、风险高、获益小，建议进行多学科会诊讨论决定是否进行，并与患者家属充分沟通。

2. 出现消化道梗阻时怎么办

消化道梗阻是消化道恶性肿瘤患者较常见的并发症之一，更常见于结直肠癌。对于腹膜后肉瘤患者，消化道梗阻往往是因为肿瘤较大，压迫邻近肠道所导致的。对于术后患者，也可能由于手术后的肠粘连所导致。根据梗阻的部位和程度，有时患者表现为进食后呕吐，有时表现为腹胀、排便前腹痛，有时表现为停止排气排便。

当出现疑似肠梗阻的症状体征时，应及时就诊。首先需要结合患者的临床表现，进行完善的一系列检查，如立位腹平片、腹盆腔增强 CT 等，以明确梗阻是否存在、导致梗阻的原因、梗阻的部位、完全性还是不完全性肠梗阻等。大部分肠梗阻患者需要禁食水、胃肠减压、静脉补液、肠外营养支持等治疗。

同时，需要根据肿瘤的范围、梗阻的部位及梗阻的严重程度，来决定解除梗阻的方法。若存在根治性手术机会，则尽量通过补液、肠外营养支持等方法将身体一般情况改善，积极进行手术。若已不具备根治性手术机会，有时为了解除梗阻，也不得不进行姑息性手术切除导致梗阻的病灶，甚至腹壁肠造瘘。这样做的目的一方面是挽救生命，一方面也为进一步治疗创造条件。但这种姑息性手术往往难度大、风险高、获益小，建议进行多学科会诊讨论决定是否进行，并与患者家属充分沟通。

3. 出现输尿管梗阻时怎么办

腹膜后肉瘤与输尿管同位于腹膜后腔，当肿瘤个体较大或生长速度较快时，往往容易侵犯或压迫输尿管，引起单侧甚至双侧的输尿管梗阻。

当出现输尿管梗阻时，患者可以没有特殊感觉，也可能感觉腰酸、背痛。若行腹部超声或 CT、MRI 检查，可以观察到梗阻近端输尿管及肾盂的扩张积水。当患者基础肾功能不佳，或者双侧输尿管均出现梗阻时，甚至有可能影响到患者的肾功能，抽血化验表现为肌酐和尿素的升高。

对于输尿管梗阻，最常用的解决办法是膀胱镜下输尿管支架管置入。它的原理是在膀胱镜下，在梗阻的输尿管内置入导丝，沿着导丝置入一根支架管，让其固定在输尿管内起到支撑作用，这样尿液就可以顺着支架管流入膀胱了。

对于大多数患者，这个方法就可以解决问题。但是对于有些压迫或侵犯严重的患者，支架管无法通过狭窄部位，这个方法就无法成功。这时可以行经皮肾盂穿刺造瘘，让尿液顺着穿刺管流入外置的引流袋中，解除该侧的尿路梗阻。

4. 出现胸腹腔积液时怎么办

胸腹腔积液也是包括腹膜后肉瘤在内的晚期恶性肿瘤患者常见的并发症之一。少量积液也许没有特殊症状，但较大量的腹腔积液可能导致患者腹胀、食欲减退、腹部膨隆、行动不便等，较大量的胸腔积液可以导致气短、胸闷、憋气等表现。

导致胸腹腔积液的原因多种多样，如肿瘤细胞刺激腹膜或胸膜分泌渗出导致的胸腹腔积液，肝功能不全、营养不良所致低白蛋白血症导致的胸腹腔积液，细菌感染所致炎症刺激导致的胸腹腔积液，门静脉血栓或瘤栓所致肠道瘀血导致的腹腔积液，心脏功能不全所致外周循环瘀血导致的腹腔积液等。

胸腹腔积液通过 B 超、CT 等方法都可以明确诊断。当出现胸腹腔积液时，首先应该结合病史、实验室检查指标等判断其原因。可先尝试通过补充白蛋白、限钠、利尿等手段保守治疗。若是积液量大，症状明显，严重影响生活质量，也可行胸腹腔积液穿刺引流，以改善症状。但是，若是恶性胸腹腔积液，很难通过上述保守治疗消除，穿刺引流后也仍会不断产生，因此除非严重影响生活质量，否则不建议常规穿刺引流。当症状很明显时，可保留穿刺导管，每日限量引流。

5. 出现黄疸时怎么办

黄疸以皮肤巩膜黄染为主要表现。有多种原因可以导致黄疸，腹膜后肉瘤患者的黄疸绝大多数都是由于肿瘤压迫胆管，导致胆汁排泄受阻，从而引起的梗阻性黄疸。腹膜后肉瘤导致黄疸的现象并不常见，但偶有发生，持续的胆道梗阻会导致肝功能的严重受损，进而威胁生命。

出现黄疸时需要及时就医，明确原因。如果明确为梗阻性黄疸，通常可以通过超声、CT、MRI 等影像学方法看到肝内外胆管的扩张。这时仅仅依靠输注保肝类药物黄疸是无法缓解的，需要进行有效的胆汁引流。

胆汁引流大致可分为内引流和外引流。内引流是将胆汁引入患者自身的消化道，常用的办法是经内镜胆道支架置入。外引流是将胆汁引出体外，具体方法包括经皮经肝胆管穿刺引流、经皮经肝胆囊穿刺引流、经内镜鼻胆管引流等。

上述措施各有利弊，需要医生根据患者病情、下一步治疗方案，并结合自身医疗条件等来决定解除黄疸的具体方式。

（四）如何应对静脉血栓栓塞

静脉血栓栓塞（venous thromboembolism，VTE）是指血液在静脉血管内不正常的凝结而引起的静脉回流障碍性疾病。恶性肿瘤患者血液处于高凝状态，因此也是 VTE 的好发人群。

1. 静脉血栓栓塞包括哪些类型

VTE 主要包括以下三种类型：

（1）深静脉血栓（deep venous thrombosis，DVT）：指血液在深静脉内不正常凝结引起的静脉回流障碍性疾病。常发生于下肢，也可发生于上肢。深静脉位于深筋膜深方，如髂总静脉、股静脉、腘静脉、胫前胫后静脉、腓静脉、锁骨下静脉等，其血液直接回流至心脏。DVT 典型的临床症状包括疼痛、静脉血栓形成的同侧肢体远端水肿、沉重等，但并非所有病例均存在以上症状。

（2）浅表血栓性静脉炎：是指中等大小的浅表静脉自限性的血管炎。其诊断主要根据临床症状（如触痛、红斑、浅静脉相关性坚硬条索）和超声检查 DVT 的阴性排除结果。症状进展期间，应进行定期的超声影像评价。

（3）肺栓塞（pulmonary embolism，PE）：由内源性或外源性栓子阻塞肺动脉或其分支，引起肺循环和右心功能障碍的一组疾病。最常见的病因来自下肢 DVT 脱落。典型的临床症状包括不明原因的呼吸急促、胸痛、心动过速、情绪不安、呼吸急促、晕厥、血氧饱和度下降，但并非所有 PE 均存在上述临床典型症状。PE 一旦发生，死亡率可高达 9%~50%。

2. 如何评估静脉血栓栓塞的风险

VTE 形成的原因主要包括血流速缓慢、血管壁损伤和高凝状态三方面。比如高龄、长期制动、恶性肿瘤、外科大手术、局部穿刺创伤等都是

VTE 发生的常见危险因素。

在明确 VTE 危险因素的基础上，为评估患者发生 VTE 的风险，国内外制订了较多的风险评估模型，以便区分不同情况下的患者发生 VTE 的风险，从而更有针对性预防 VTE。常用的模型包括：

（1）Khorana 血栓风险评估模型：由美国医生 Khorana 博士等共同设计，2013年调整后被美国临床肿瘤学会（ASCO）采用，该模型主要用来评估门诊化疗的肿瘤患者合并 VTE 的风险程度（表 3）。

表 3　Khorana 血栓风险评估模型

患者特征	Khorana 得分
原发肿瘤部位	
超高风险（胃、胰腺、原发性脑肿瘤）	2
高风险（肺、淋巴、妇科、膀胱、睾丸、肾肿瘤）	1
化疗前白细胞计数 >11×10^9/L	1
化疗前血红蛋白水平 <100g/L 或使用造血素	1
化疗前血小板计数 ≥350×10^9/L	1
BMI≥35kg/m^2	1

注：VTE 风险分类：低风险：Khorana 得分 0；中等风险：Khorana 得分 1~2；高风险：Khorana 得分 ≥3。

（2）Caprini 风险评估模型：由 Caprini 评分量表和 VTE 风险分层两部分组成（表 4），由美国 Caprini 等基于临床经验和研究结果设计。第 9 版 ACCP（American College of Chest Physicians）指南推荐使用 Caprini 风险评估模型对外科手术患者进行血栓风险评估。

表 4　Caprini 风险评估模型

风险因素	Caprini 得分
41~60 岁；小手术（手术时间 <30 分钟）；体重指数 >25kg/m^2；下肢水肿；静脉曲张；怀孕或产后；原因不明或有继发性自然流产史；口服避孕药或其他激素类药物；败血症（1 个月内）；严重肺病，包括肺炎（1 个月内）；肺功能异常；急性心肌梗死；充血性心力衰竭（1 个月内）；肠炎史；卧床休息	1

续表

风险因素	Caprini 得分
61~75 岁；关节镜手术；大型开放手术（手术时间 >45 分钟）；腹腔镜手术（手术时间 >45 分钟）；恶性肿瘤；卧床休息（时间 >72 小时）；石膏固定；中心静脉置管术	2
大于 75 岁；VTE 病史；VTE 家族史；V Leiden 正面因素；凝血酶原 20210A 阳性；狼疮抗体阳性；抗心磷脂抗体阳性；血清同型半胱氨酸升高；肝素诱导性血小板减少症；其他先天性或后天性血栓	3
中风（1 个月内）；选择性关节置换术；髋部、骨盆或下肢骨折；急性脊髓损伤（1 个月内）	5

注：VTE 风险分类：很低风险：Caprini 得分 0，VTE 发病率 <0.5%；低风险：Caprini 得分 1~2，VTE 发病率为 1.5%；中等风险：Caprini 得分 3~4，VTE 发病率为 3.0%；高风险：Caprini 得分 5~8，VTE 发病率为 6.0%；超高风险：Caprini 得分 >8，VTE 发病率为 6.0%。

（3）Padua 风险评估模型：由意大利 Padua 大学多学科协同完成，在对以往的内科住院患者合并 VTE 的情况进行回顾性研究的基础上发展而来，该模型对内科住院患者 VTE 的早期筛查和预防具有重要意义（表 5）。

表 5　Padua 风险评估模型

风险因素	Padua 评分
恶性肿瘤	3
静脉血栓栓塞历史（排除浅静脉血栓）	3
卧床不起	3
已知的血栓形成倾向	3
创伤或手术（1 个月内）	2
高龄（大于 70 岁）	1
心脏和 / 或呼吸衰竭	1
急性心肌梗死或缺血性卒中	1
急性感染和 / 或风湿病	1
肥胖（BIM ≥30kg/m^2）	1
持续的激素治疗	1

注：a：6 个月内局部或远处转移和 / 或放化疗的患者；b：卧床休息≥3 天（由于患者的限制或医生的建议）；c：遗传性抗凝缺乏，遗传性蛋白 C（PC）、蛋白 S（PS）缺乏，凝血因子 V Leiden（FVL）突变，G20210A 凝血酶原突变，抗磷脂综合征。VTE 风险分类：低风险：Padua 评分 <4 分，VTE 发生率为 0.3%；高风险：Padua 评分≥4 分，VTE 发生率为 11%。

此外，还有如 JFK 医学中心血栓评估表、RAP 评分法等其他评估模型。众多的风险评估模型并非适用于所有患者，还需要临床医生根据患者病情具体选择种类和评估相应风险。

3. 应该如何预防静脉血栓栓塞

根据患者的具体情况差异，对是否需要预防静脉血栓栓塞、应如何预防，要求也不尽相同。总结大致分为以下三类情况：

（1）门诊高危患者（如在全身化疗方案前 Khorana 评分 ≥3 分）应使用新型口服抗凝药（如阿哌沙班、利伐沙班）或低分子肝素注射来预防 VTE。而对于无其他 VTE 风险的门诊患者，则不建议常规预防。

（2）对于需行外科手术而住院的患者，围手术期均应给予机械性（如间歇充气加压装置或抗血栓弹力袜）预防 VTE。若术前应用 Caprini 风险评估模型评分 ≥3 分，则机械预防的同时，需再对患者进行手术出血风险评估，充分明确抗凝获益 / 出血风险比，酌情考虑加用低分子肝素进行预防抗凝。根据评分情况，抗凝时间一般持续至术后约 1~4 周。

（3）内科治疗住院的患者，绝大多数住院期间需抗凝治疗（尤其是 Padua 风险评估模型 ≥4 分的人群）来预防 VTE，除非存在明确出血高危因素。抗凝药物优先选择低分子肝素或磺达肝癸钠。

4. 一旦发生静脉血栓栓塞，应如何治疗

一旦发生 VTE，标准方法是尽早开始抗凝治疗。低分子肝素是首选药物，其次可以选择磺达肝素、新型口服抗凝药等。有时患者诊断 VTE 的同时存在明确的抗凝禁忌，比如血小板计数 $<50 \times 10^9/L$、3 个月内曾出现出血事件、活动性消化道溃疡等，则可考虑行下腔静脉滤器置入，以预防 PE 的发生。

（五）如何对患者进行心理支持

任何人在面对疾病与未知时，都可能会产生恐惧、抑郁、无助等各种各样的负面情绪，更何况是面对腹膜后肉瘤这种棘手的疾病。尤其是当肿瘤反复复发，经历了反复的手术及其他治疗似乎仍然看不到尽头时，负面情绪会更加强烈。我

们面对的不仅仅是疾病，更是一位位有血有肉的患者个体。因此，在治疗疾病的同时，也要关注到患者心理的诉求和感受，尽可能给予支持与帮助。

1. 腹膜后肉瘤患者常见的心理问题是什么

腹膜后肉瘤患者常见的心理或情绪问题包括抑郁和对死亡的恐惧等。

腹膜后肉瘤患者发生抑郁的风险很高，主要原因可能是疾病预后差、疼痛或与死亡相关的生存问题等。尤其是当经历了数次大手术，疾病仍反复复发时，患者更容易产生抑郁消极的情绪。抑郁情绪可能会严重影响腹膜后肉瘤患者的治疗效果，进而降低其生活质量。因此，早期干预抑郁症状对于提高患者的生活质量具有重要作用。

对死亡的恐惧也是腹膜后肉瘤患者常见的心理问题。腹膜后肉瘤目前还是一类预后较差的恶性肿瘤，严重威胁着患者的生命，因此患者的死亡恐惧是较为常见的。此外，腹膜后肉瘤患者大多会经历包括腹胀、疼痛、乏力、食欲缺乏等在内的不良体验。这些大部分是由肿瘤本身对机体的侵犯引起的，也有小部分是与肿瘤治疗相关的，这也对患者的身体、心理、社会支持系统有多方面的影响，会显著降低患者的生活质量。因此，在有限的时间内与患者及家属进行有关死亡的讨论，努力帮助患者改善躯体和心理症状，并给予相应的照护，有助于帮助患者提高生活质量。

2. 腹膜后肉瘤患者如何克服对死亡的恐惧

恶性肿瘤发展到晚期都是威胁生命的，腹膜后肉瘤也不例外。对于腹膜后肉瘤患者来说，面对死亡是非常令人沮丧的，这就需要在医护人员和家人的帮助下，尽可能改善患者的躯体和精神症状，维持较好的生活质量，力争实现优逝。因此，患者及其家人接受辞世教育是非常必要的。辞世教育的内容包括：

（1）对死亡由恐惧、焦虑、逃避等消极的态度转化为自然接受及正向接受。临终不是毫无价值地等待死亡，而是要提高临终阶段的生活质量和追求死亡过程的健康状态。

（2）实行安宁疗护，帮助患者提高生活质量，帮助其积极面对死亡，追求安详死亡，提高求生的能力，同时也要帮助患者提高坦然面对死亡的能力。

（3）直面死亡，善待死亡。认识到死亡是生命的一个自然阶段，人都是"向死而生"的，死亡本身并不痛苦，疾病的折磨和心理压力才是痛苦的，只有坦然面对，才能有效地摆脱面对死亡的恐惧。

3. 如何识别和处理腹膜后肉瘤患者的焦虑、抑郁情绪

焦虑是对应激（如得知恶性肿瘤的诊断）的一种正常反应，面对威胁生命的疾病，我们的不安、恐惧、担心实际上是焦虑情绪的表现。在焦虑情绪下，可能出现食欲缺乏、睡眠困难、注意力难以集中等。几乎没有疾病能比恶性肿瘤引起的焦虑更严重。因为焦虑是一种主观现象，所以要重视自己的不安、恐惧和担心，并及时进行调整。

焦虑分为心理症状及躯体症状。心理症状包括紧张、绝望、担忧、易怒和恐惧等。常出现入睡困难，食欲下降，感到难以承受的无助和无望，可能突然哭泣或突然发脾气，无法摆脱忧虑。有时患者会有濒死感，十分痛苦，甚至有自杀的念头。躯体症状包括心悸或心动过速、憋气、咽部不适、肢体麻木、大汗、头晕、震颤、易疲劳，可以伴随食欲减退、恶心和腹泻等。

抑郁的核心症状以情绪低落、兴趣缺乏、乐趣丧失为主。表现为心情沉重、压抑，总感到伤心，时常落泪，对什么都没有兴趣，对原来感兴趣的事情也没有了兴致，对什么事都高兴不起来。意志方面的症状有感到精力不足、不想动、活动减少、没有什么欲望。认知方面的症状包括注意力不能集中、记忆力下降、做事犹豫不决、有自杀倾向等。躯体方面的症状包括睡眠障碍、消化功能紊乱、食欲紊乱、周身不适、疲劳、性功能障碍、体重下降等。

如果患者出现上述症状，应及时到精神心理科门诊进行评估和诊治，一般包括药物治疗和非药物治疗。药物治疗包括苯二氮䓬类药物、抗抑郁药及新型抗精神病药等，具有改善焦虑、抑郁的作用，但这些药物需要由精神科医生开具处方并在医生的指导下调整剂量，患者不能随意增减药量。非药物治疗包括心理治疗、生物反馈治疗、冥想放松训练等。

4. 如何对患者进行心理支持

（1）寻求支持与帮助："人"字是由相互支撑的两个笔画而组成，每个人都需要他人的支持和帮助，同时也会去帮助别人，主动寻求帮助和支持可以使患者获得强大的心理康复的资源。

（2）顺其自然，为所当为：面对威胁生命的疾病时，患者需要一个心理疗伤

的过程。学着忘记患癌，变得行动自然时，内心就会获得平静。因此要顺其自然，当患者开始关注当下所发生的事情，积极解决现有的问题时，恐惧和担忧也就被分散了。

（3）转移注意力：患癌后，患者会不自觉地把注意力放到所有和恶性肿瘤有关的事情上，会过度关注自己的身体状况，因此要让患者学会转移注意力，关注生活质量，关注能让自己感到快乐的事情，用充实的活动安排好时间，从忧虑、担心、恐惧中解脱出来。

（4）接受辞世教育：人都是"向死而生"的，死亡是生命的终极，人们都无法避免死亡，腹膜后肉瘤患者及家人接受辞世教育是必要的。认识到死亡是生命的一个自然阶段，但在有限的生命过程中，让患者可以计划和安排未尽之事，可以有意义地过好当下的每一天，帮助患者提高坦然面对死亡的能力。

（5）专业的心理治疗：包括支持性心理治疗、意义中心疗法、癌症管理与生命意义治疗、生命回顾治疗、尊严疗法等。心理治疗师会根据患者的具体情况运用不同的心理治疗技术。因此，如果患者存在精神或心理问题，应及时到精神心理科门诊进行评估，并由专业的心理治疗师给予心理干预，帮助患者减轻心理痛苦。

（吕昂　方玉　李梓萌　杨勇）

七、如何正确而高效地看病

在上文中我们从疾病的角度出发，系统介绍了有关腹膜后肿瘤的症状、体征、诊断、分期、治疗等各种各样的知识。从这一部分开始，我们会从患方的角度出发，介绍一些更具体更实用的注意事项或小窍门，从而帮助腹膜后肿瘤患者和家属在整个诊疗的过程中少走弯路，也能更顺畅地与医方配合，共同面对疾病。

经常有人说"看病是一门学问"。这句戏谑的话既反映了就医过程中由于信息不对称或不熟悉流程，患者及家属感到的迷惑或苦恼，也从一个侧面说明了看病确实需要掌握一些方式方法和技巧，这样才可以事半功倍。这一部分我们就主要介绍在发现疾病后，应该如何正确而高效地看病。

1. 怀疑腹膜后肿瘤时看病应如何选择医院

看病时患者面临的第一个问题就是如何选择医院。腹膜后肿瘤大多起病比较隐匿，初始表现多种多样，如腹胀、腹痛、自行扪及腹部包块等，且通常不具备特异性。因此大多数患者最初往往是在家附近的医院就诊，且意识不到是多么严重的疾病。但是，在完成了初始检查后，疾病的严重性浮出水面，这时就面临着去什么样的医院进一步诊治的问题。

我们国家采取的是分级诊疗制度，即按照疾病的轻、重、缓、急及治疗的难易程度进行分级，不同级别的医疗机构承担不同疾病的治疗，常见病、多发病在基层医疗机构治疗，疑难病、危重病在大医院治疗。腹膜后肿瘤是一类诊断、分期、治疗都很复杂且专业化的疾病。该病对一家医院相关科室的整体水平要求很高。因此，如果初步检查结果怀疑腹膜后肿瘤可能，建议选择整体水平较高的大型三甲医院来进行进一步的诊断及治疗。

其中，大型肿瘤专科医院往往在肿瘤方面专业设置更加全面、细致，肝胆胰肿瘤外科、胃肠肿瘤外科、泌尿肿瘤外科、消化肿瘤内科、放疗科、介入科等临床科室比较齐全，影像科、病理科、超声科等辅助科室也因为接触肿瘤患者更多，在诊断方面经验可能更加丰富。这就具备了以腹膜后肿瘤为中心，成立高水平MDT的条件。这些都是大型肿瘤专科医院具有的优势。但是，肿瘤专科医院往往在其他综合学科（如呼吸内科、心内科、内分泌科、风湿免疫科等）建设方面较弱，对于肿瘤合并其他系统复杂疾病的患者，有时难以进行最佳处理，这时综合三甲医院的优势就显现出来了。

有些大型医院以腹膜后肿瘤为专业，成立了专业化中心，这样的中心应该是患者的首选。因为这些中心往往经治的病例数更多，经验更加丰富，通常治疗效果也更好。

2. 首先应挂什么科室的号

在前文中我们曾提到，到专业化的腹膜后肿瘤中心就诊是这类患者的最佳选择。但是，考虑到现实情况，全国的专业化腹膜后肿瘤中心屈指可数，大多数医院并没有设立。而腹膜后肿瘤（主要是腹膜后肉瘤）有时又需要多学科综合会诊及治疗。那么摆在老百姓面前的问题就是：就诊时首先应该挂什么科室的号呢？

我们建议，可以首先选择肝胆胰外科。当然，不同医院的具体科室设置也可能有所不同，比如肝胆胰外科、胰胃外科、普外科等。因为通过前面的部分我们已经了解到，根治性手术目前仍是腹膜后肿瘤唯一有可能达到临床治愈的治疗手段。因此，当临床怀疑腹膜后肿瘤时，第一步最重要的就是要明确诊断，以及明确肿瘤分期，即判断是否还具备根治性手术机会。而这都是由外科医生完成的。肝胆胰外科由于本身比较复杂的专业性质，对腹盆腔内复杂的多脏器和大血管的处理更得心应手，更可能胜任腹膜后肿瘤的复杂手术。

3. 应如何选择专家和医疗团队

术业有专攻。在任何领域，都有深耕于此的知名专家及团队，腹膜后肿瘤也不例外。患方可以通过医院官方网站介绍、"好大夫在线"App 等方式，通过互联网平台搜索该领域的专家，查看其履历和介绍，了解其擅长的专业范畴等。有时也可以通过阅读专家所著的书籍、发表的论文，及观看专家的授课或采访视频、电视节目等对其有进一步的了解。有时还可通过微信患者群或熟人介绍等方式，了解哪些专家更擅长这一领域。

但是在这方面，也确实存在信息不对称的情况。比如某一位专家的手术技术能力、处理复杂及疑难情况的能力、处理围手术期并发症的能力、对多线化疗的整体把控能力等这些关于临床却又十分重要的信息，往往患者及家属无从了解。

因此，患者在综合各方面信息后，可以选择自己认可的专家或认可的医院，携带资料前去就诊，通过问诊过程也能对该专家及医疗团队有所了解。当情况比较复杂时，有的医生可能会推荐自己认可的更擅长的专家，这种同行内推荐因为业内彼此比较熟悉，通常也比较可靠。

4. 挂不上知名专家号怎么办

非急诊就医采取预约挂号、分时段就诊是一个大趋势，这样的举措有利于分散人流，减少等待时间，增进就医体验。曾经凌晨 5 点钟就在医院门口排长队只为抢一个号的现象已经越来越少见了。但是，好医院的某领域知名专家属于稀缺资源，无论采取什么形式，号源都非常紧张，往往预约不上或需等待很久。这时应该怎么办呢？这里教给大家一个技巧。

诚然，知名专家是该领域的权威，经验最丰富，有时别人看不了的疑难病例只有他能解决，所有人看病也都希望得到最权威专家的意见和建议。但是，再有名的专家也不是孤军奋战的，他会有所在的科室和背后的医生团队。好医院好科室的医生团队成员虽然也许不那么有名，但往往也都是名校博士毕业的高材生，且作为同一个科室的同事，天天一起查房、手术、讨论病例，因此治疗理念往往相近，也具备了相当的水平和经验。所以，当患者选中一家医院的某位知名专家，又挂不上号的时候，最好的办法就是先挂与他同科室的青年医生（副主任医师或主治医师）的号。尤其是首次就诊，往往资料尚不齐全，还需完善一些检查项目，就更没必要非挂知名专家的号不可，完全可以先挂青年医生的号，完善各项检查，等检查全部齐全后再听知名专家的意见。

大多数医院门诊都有"诊间预约"功能，医生可以在门诊通过该系统帮患者预约自己或其他医生未来时间段的号源。因此，患者首次就诊可以先挂同科室青年医生的号，听取建议，完善检查，同时如果情况复杂可以请他帮忙通过"诊间预约"的功能预约知名专家未来某一天的号源。这样不仅可以按预约时间见到知名专家，还大大避免了因为检查不齐全而浪费宝贵时间和就诊机会的情况发生。

5. 看病应该"货比三家"还是"从一而终"

买东西时人们都说"货比三家"，看病不是买东西，那我们到底应该多方咨询、听取意见，还是选定一家医院后"从一而终"呢？这个问题应该分两个阶段来回答。

第一阶段，问询阶段。这一阶段我们建议可以"货比三家"。这时疾病诊断尚不明确，或已经确诊，但需要确定最佳治疗方案。在这个阶段，我们建议可以通过收集信息、查找资料，选定 2~3 家在该领域名声较好、口碑较佳的医疗团队，携全部资料去分别咨询、听取意见。若几家医院对疾病的诊断和治疗意见都很一致，那么说明这很可能是当前的最佳方案，这时选定最信任的医疗团队开始治疗即可。若两位专家的意见相左，可以再咨询第三家、第四家，最后综合各医疗团队的意见和方案进行比较，再拿主意。

第二阶段，治疗阶段。经过前期的咨询比较，当最终选定了一个最信任的医疗团队，并决定在这里开始治疗后，我们就强烈建议"从一而终"。因为一方面，这是患者自己经过谨慎分析比较后选择的结果，值得信任；另一方面，面对相同的病情，不同的医疗团队在理念、做法、习惯等方面势必会有所不同。如果这时还瞻前顾后，举棋不定，反而会对医疗团队形成干扰，从而影响自身治疗效果。

6. 看病前需要做哪些准备

我们在门诊经常会碰到一种情况，就是患者好不容易预约到了号，也等了很久，终于来到诊室见到医生了，结果一看，该带的资料没带齐，或者带错了。这样会造成医生要么没法开具单子，要么没法清晰判断病情，要么有些检查还得重新做，既耽误时间又浪费钱。因此，就诊前的准备工作十分重要，只有做好诊前准备才能高效率解决问题。那么看病时需要做的准备有哪些呢？

（1）证件：包含身份证、社会保障卡、残疾人证等。随着中国电子化病历的大范围普及，身份证已经成为医院就诊的身份标识，如同乘坐火车飞机一样，没有身份证很多情况下会对就诊造成阻碍。社会保障卡，也就是通俗讲的社保卡，就诊时不携带则无法享受医疗保险的费用报销及免除等医疗保障政策。残疾人康复服务"十三五"实施方案中明确表示，要完善多层次的残疾人康复保障政策，具体重度残疾人和享受残疾人基本生活保障工程的困难残疾人参加新型农村合作医疗，其个人出资部分由政府出资，城镇低保、处于低保边缘的残疾人参加城镇居民医疗保险，其个人出资部分由政府出资。更多残疾人证相关优惠政策，可以咨询当地的残联。

这里尤其需要注意的是，无论患者本人是否来到诊室，哪怕患者未到家属携资料前来问诊，也必须携带患者本人的身份证件，而不可以仅携带家属的证件。因为实名制就诊是国家规定，只有用患者本人的证件挂号就诊，医生才可以真实详细地在电子病历上记录病情，并且开具检查申请单、住院单等。

（2）既往资料：如果在看病前曾就诊于外院，那么需要携带曾经就诊的门诊病历本、曾做过的抽血化验报告、曾做的超声检查报告、曾拍过的 CT 及 MRI 胶片及报告等；如果曾于外院住院，那么曾经的住院病历复印件，尤其是手术记录、术后病理报告、诊断证明等重要资料，要尽量携带齐全。既往就诊的资料越齐备，越能帮助医生了解病情，并减少非必要的检查步骤，节省患者检查费用等，也可以让患者更快得到明确诊断，缩短等待诊断及治疗的时间，在疾病更早阶段获得治疗。

这里尤其需要注意的是，有些患者及家属认为仅携带 CT 及 MRI 的报告就行了，而没有携带原始胶片，这是不够的。因为腹膜后肿瘤的可切除性需要外科医生自己非常仔细地阅片才可确定，仅凭一张报告单是远远不够的。

（3）对患者很了解的、能做决定的家属：在门诊还经常碰到一种情况，就是患者因各种原因无法来到诊室，前来替问诊的人并非患者的直系亲属，可能只是帮朋友问诊，对患者的情况很不了解。这样医生在询问患者目前有什么不舒服，做过哪些治疗，有哪些既往合并症（比如高血压、糖尿病、冠心病、脑血管病等），以前是否做过什么手术时，这位朋友因为不了解什么也回答不上来，这样会导致医生对患者的情况了解不全面，无法很好地判断病情及制订下一步治疗计划。

此外，有时医生在充分了解病情后，会提出几种可选治疗方案，这些方案各有利弊，需要向家属充分交代，由患者及家属全家商议后决定。此时如果问诊人并非直系亲属，与患者关系比较远，无法做如此重要的决定，那么这种沟通就是无效的，医生仍需与能做决定的患者家属直接面谈。因此，第一次就诊时最好患者本人到场，并有至少一位对患者很了解的、能做决定的家属陪同。

7. 为何有时已有外院的检查还需在本院重做

在门诊时，经常有来自患者及家属的问题"医生，这项检查我已经在 ×× 医院做过了，为什么这次还要重新做啊？"确实，有些检查如果近期已经在外院做过了，就没有必要再重复进行了。但是有些检查，而且往往是比较关键的、对治疗决策有决定性意义的，有时确实需要再次完善。主要有以下几个原因：

（1）外院的检查质量不够高，未达到标准。这通常是最常见的原因。因为外院的检查片子，无法在电脑里调取，因此胶片洗出来是什么样就只能看到什么样。

诸如每张图片太小、层面太厚、窗宽窗位调整得不够理想、造影剂注入后各时相选取得不理想、病灶范围没有包含完全，甚至患者将片子放在了汽车后备箱导致片子过度曝光等等各种各样的原因都可以影响阅片，从而难以做出准确判断。这时就需要在就诊医院重新检查。在本院进行的检查在电脑系统里都有存档，医生可以直接从电脑中调取，随意放大缩小调整明暗等，观察得更加清楚细致。

（2）可准确复查对比。第二个原因就是，肿瘤的诊治往往不是一锤子买卖，而是持久战。大部分患者都需要在日后反复复查、随访，评价肿瘤的变化，观察治疗的效果。而同样的检查项目只要在本院进行过一次，电脑系统里就会留有存档，日后如果再次行同样项目的检查，影像科医生就可以把该次和前次的影像学资料同时调取，并进行对比阅片，这样可以最准确地评价肿瘤的变化，为下一步的临床决策提供参考。

（3）有助于多学科会诊。第三个原因就是，有时碰到比较疑难的病例，会需要和影像科及其他科室的专家一起商议、探讨、会诊。如果是在本院进行的检查，这个过程就很方便，可能打一个电话甚至把患者 ID 号发一个微信，对方就可以从那边的电脑上调取高质量的片子，随时远程探讨。但如果是外院的片子，就必须拿着片子面对面商量，还经常因为片子质量的问题无法下结论。

综上，我们建议，决定在哪家医院踏踏实实地系统诊治，最好就在哪家医院完成各种检查，尤其是比较关键的、对治疗决策有决定性意义的检查项目。

8. 应不应该向患者透露真实病情

门诊时我们经常会遇到家属神色紧张地嘱咐，说患者本人还不知道病情，能否帮忙先不和患者说，希望尽量瞒住患者。这是人之常情，这种诉求其实非常可以理解。但也有的患者家庭并没有刻意隐瞒，而是从一开始就坦诚地告诉患者实情，然后和患者一起面对，一起做决策。那么到底应不应该向患者透露真实病情呢？这也是在门诊就诊时，甚至贯穿整个治疗期间的一个难题。

无论是患者或家属都应该知道，患者对于自己的病情有知情权，此权利受法律保护，医生有义务告知患者本人其疾病情况，对病情分析及诊断进行充分交代。在西方国家，绝大多数家庭的选择都是不进行刻意隐瞒，而是坦诚地告知患者本人他目前的病情，可选的方案有哪些，甚至可能的预期生命大约还有多久。他们认为这是患者本人的权利，患者有权利了解自己的疾病，并决定自己接下来接受什么样的治疗。

　　但是，由于东西方的文化差异和传统的观念，目前在我国大部分的家属出于保护患者的目的，仍会要求医生不向患者进行病情交代。这更多是出于精神上的考虑，担心患者了解病情后，遭受严重打击，对治疗失去信心，不能鼓起勇气抗争疾病。尤其是腹膜后肉瘤这类总体预后较差的疾病，会使患者不能正确面对疾病和治疗。

　　这种时候，医生往往也感到为难。因为不同的患者在面对这种消息时的反应可能差别巨大，有些可以理性接受面对并积极配合治疗，有些可能情绪崩溃。而医生与患者是第一次见面，对患者这个人完全不了解，对他／她的性格、想法、心理承受能力等也完全不了解。因此，绝大多数时候，医生会尊重家属的意愿，需要时暂时配合家属，暂不向患者本人很明确地告知。

　　但是，患者家属应该明白，隐瞒可隐瞒一时，但是很难隐瞒长久。通过接触周围的环境，掌握周边的信息，很多患者都会对自己的病情或多或少有所了解。甚至我们也曾遇到过患者本人其实早已对病情知晓，但家属并不知道还在刻意隐瞒的情况，这就没有必要了。随着时代的进步和观念的更新，有时患者的心理承受能力和坚强程度超出预期。因此，从长远看，还是应该在合适的时机，掌握合适的方式方法，让患者自身能正视病情，坦诚面对，这需要家属与医生共同合作，尽力做到尊重患者知情权的同时深切关怀患者，让患者获得最大生存期的同时照顾患者的精神世界。

（吕昂　王笑鹏）

八、手术前后在家时应该怎么做

·············（一）等待通知入院手术期间应做哪些准备工作·············

当门诊看病的过程结束，明确了诊断，选定了医院，考虑肿瘤仍适合手术，并且充分了解了手术利弊，确定打算要手术后，医生会开具住院单，等待病房的住院总医师通知住院。往往好医院的床位也很紧张，当天住院的可能几乎没有，因此需要等待通知方可住院。根据不同医院不同时间的床位安排，等待期可长可短。在这段时间，其实也有很多准备工作可以进行。

1. 为什么提前办理好医保很重要

最重要的恐怕就是确认好患者的医保已办理妥善。恶性肿瘤的治疗花费对任何家庭来说都是沉重的负担，而目前我国的医保覆盖率已超过 95%，绝大多数患者都可以被纳入不同种类的医保中，比如城镇职工医保、城乡居民医保、新型农村合作医疗等。如果在本地就诊，情况相对简单，但腹膜后肿瘤病情复杂，如果本地医疗条件有限，很多患者都面临异地就诊的问题。

根据我国的新医保政策，医保已可以全国通用，跨省异地就医患者在所有定点医院住院可直接实时结算。这一惠民政策大大方便了异地就医的患者，但是应注意其流程：先备案、选定点、持卡就医。因此，在住院前务必要确认好是否已根据当地医保局要求成功备案异地就医，拟住院的医院是否在定点医院名录中。若提前办理就绪，住院后的花费办理出院时即可以凭医保卡实时结算，不仅节省了花费也大大节省了精力。

2. 门诊开具的检查可以住院后再做吗

通常医生在门诊时会给拟手术的患者开具一些检查，这些检查有些是为了更好地评价肿瘤，有些是为了评价心肺功能，有些是针对患者既往的基础病明确是否影响手术，还需要做哪些处理。经常有患者会问道，这些门诊的检查能否等到住院后再做呢？其实这个想法非常可以理解。一方面绝大多数外地的患者只有住院后才可以报销，在门诊的花费不能报销；另一方面早住院早踏实，住在医院里也不用每天来回跑。但是，好的三甲医院的热门科室属于稀缺资源，每天都有很多来自全国各地的患者前来就诊咨询，因此床位往往十分紧张。有限的床位只能尽可能留给那些最需要的患者，如果人人都收入院慢慢完善检查慢慢评估，那些已经完善了各项检查，焦急等待住院手术的患者就没有床位了。这样算下来，一年会有很多患者失去及时手术的机会，也就是床位的使用效率较低，没有物尽其用。因此，甚至有的热门科室会不得不要求，只有在门诊将全部检查查齐，并且符合要求后，才能收入院。

虽然医生也很希望患者可以多报销、少折腾，但有时受于医疗条件和床位的限制，而无法满足每位患者的要求。所以我们应该相互理解，尽量克服困难。在门诊开具的检查，按预约时间尽快完善，同时等候住院通知。还没通知住院时，就尽快先完善各项检查，这样就缩短了住院后的术前等候时间，可以尽快手术。如果还没检查完毕就已经通知住院，那么余下的检查改在住院后完成即可。

3. 为什么要锻炼心肺功能

腹膜后肿瘤的手术属于大手术，需要全身麻醉、气管插管，有可能术中出血较多，也可能涉及输血、补液、术后进入 ICU 等诸多问题。因此，腹膜后肿瘤手术对患者的心肺功能要求也比较高。术前良好的心肺功能可以减少术后并发症，改善术后生活质量。

很多人认为心肺功能是长期形成的，无法改变，从而忽视术前心肺功能的锻炼。其实不然。有效的心肺功能锻炼哪怕只有 1~2 周时间，也可能使心肺功能得到较为明显的改善，为手术的成功添砖加瓦。我们可以通过以下几种方式锻炼：

（1）爬楼梯锻炼：每天有意识地步行上下楼梯，以在患者能耐受的前提下尽可能稍快为准，每次至少爬 4 层楼，中间尽量不要间断，每天练习 2~3 次。

（2）深呼吸锻炼：身体放松（可直立可坐位），经鼻腔快速深深吸一口气，将气吸满，再缩唇后经口缓缓呼出，连做 5 次后正常呼吸 5 次，再重复该动作，连续重复 3 组，每天练习 3 次。

（3）吹气球锻炼：取气球，用口唇包裹气球口，深吸一大口气，再屏气后缓慢将气体吹入气球中，将其吹鼓。每次 10~15 分钟，每天练习 2~3 次。

需强调的是，对于心肺功能严重障碍者，不恰当的锻炼可能会诱发患者心绞痛、心肌梗死等危险。因此，建议锻炼时有家人陪伴，且根据个体化差异，循序渐进，逐渐加强锻炼力度。当出现不适时需及时就医。此外，有的腹膜后肿瘤患者因肿瘤负荷较大，爬楼梯锻炼并不方便，可以用深呼吸锻炼和吹气球锻炼来替代。

4. 有没有需要停的药，停药时间够吗

有些患者因为既往合并的其他疾病，有一些正在使用的药物。如高血压患者正在口服降压药，糖尿病患者正在口服降糖药或注射胰岛素，乙肝患者正在口服抗病毒药等。绝大多数药物在此期间仍应继续使用，以保证伴随疾病的平稳。但有些药物会对手术安全造成影响，这种药物需提前停药。

比如有些患者既往患有冠心病、脑血栓，有些还曾行冠脉支架或脑血管支架置入，需口服阿司匹林或氯吡格雷。这两种药物是抗血小板聚集的药物，能预防血栓的再次形成。但是它们也存在副作用，有导致出血或出血难以自凝的风险。出血是外科手术比较危险的并发症，无论是术中出血还是术后出血都有可能威胁患者生命。因此目前建议大手术前至少停用阿司匹林或氯吡格雷一周时间。如果仍有抗凝需求，应桥接替换为对手术影响较小的低分子肝素。

因此，患者目前正在用哪些药物需要与医生充分说明，并与医生充分沟通，确认目前用药哪些可以继续服用，哪些可能影响手术需要停药，需要停多久。否则即使通知入院手术，也会因为没有停药或停药时间不够而影响手术安排。

5. 为何需要控制血压及血糖平稳

高血压和糖尿病恐怕是最常见的慢性病了，在腹膜后肿瘤患者中也有不少人有相关病史。它们虽然不是手术的禁忌证，但如果血压或血糖过高或过于不稳定，也会极大地影响手术安全，甚至麻醉医师有权利因此而拒绝麻醉，停止手术，等血压或血糖控制稳定后再行手术。因此，术前将血压及血糖控制得尽量平稳十分重要。

我们建议高血压或糖尿病患者这段时间家里要常备血压计或血糖仪，先按平时规律用药，但每日需规律监测数值，并在小本上写好日期，做好记录。若监测发现控制得不理想，应该及时赴心内科或内分泌科就诊，让相关专科医生协助通

过调整药物或调整剂量等方式加强控制，以确保术前血压血糖的平稳，减少对手术及围手术期安全性的影响。

6. 如何改善营养状态

我们在上文已经详细讲述过营养支持的问题，术前营养状态对术后恢复、手术安全性、围手术期并发症有很大的影响。那么在等待手术的期间，具体应该如何做呢？

首先，患者应该对自己的身体情况有一个大致判断。比如这几个月是否体重减轻了、食欲及饭量较前是否下降、上下楼梯及散步活动是否更加容易累等。我们确实见过各方面没有受到丝毫影响的患者，但如果存在上述情况，则更可能存在营养不良的情况。

其次，在门诊时，可以主动配合医生，使用一些量表工具进行营养风险筛查，并评估营养状态。若患者自身感觉良好，营养风险筛查结果亦提示无需营养支持，那么就按目前的生活节奏，注意规律膳食，营养均衡即可。如果患者自己明显感觉到存在上述情况，营养风险筛查也提示具有营养支持的适应证，那么就应该在日常饮食的基础上，每日饮用足量营养搭配均衡的肠内营养液，来改善营养状态。如果患者因为消化道梗阻、出血或严重食欲缺乏等原因自主进食已经受到了明显影响，那么还应该及时留置 CVC 或 PICC 静脉导管，每日输注足量的营养液，以保证营养供给。

（二）术后出院后还需要做什么

腹膜后肿瘤的手术有三关要闯。第一关是手术关，也就是能否顺利安全地下手术台；第二关是术后恢复关，也就是能否安全经受术后并发症的考验，顺利出院；第三关才是长期生存关，也就是后续的辅助治疗、定期随访等。只有前两关顺利闯过去，才能谈得上第三关。

术后在住院期间，会有医生和护士进行看护和专业指导，教会患者及家属如何观察心电监护、如何记尿量、如何拍背咳痰、如何下地活动、如何护理引流管等，因此虽然工作比较繁杂，但由于在病房有医生和护士在，心里比较有底。当医院通知可以出院了，那么往往是患者已经具备了基本的进食、排尿排便及日常生活自理能力，并且院方认为术后并发症基本度过、已经比较安全了，接下来可以回家继续康复休养了。

可以说出院回家后是一个过渡时期，这个时期十分重要，却很容易被忽略。如果继续恢复得很好，就给接下来的后续治疗和复查创造了有利的条件。但是，很多患者刚出院时状态很好，回到家后却因为后续工作做得不到位，身体日渐虚弱，甚至还有因重度营养不良威胁生命的惨痛教训，令人扼腕。因此，我们有必要系统介绍一下出院后还需要做哪些事情。

1. 为什么会带引流管出院

有些患者被允许出院时引流管仍未完全拔除，患者对此难免会有所顾虑，那么我们应该如何看待这个问题，具体应如何做呢？

出院时可能保留的引流管一般分三大类，腹腔引流管、胆道 T 管，以及空肠营养管。腹腔引流管是留置在腹腔里的，目的是引流术后产生的积液。胆道 T 管是留置在胆道里的，目的是引流胆汁，减轻胰肠及胆肠吻合肠袢的压力，降低胰漏与胆漏发生率。空肠营养管是留置在小肠里的，目的是当胃动力不足时可以通过注入肠内营养液保证患者利用自己的消化道吸收营养物质。腹腔引流管每台手术都会常规留置；胆道 T 管需要根据手术的方式、范围及不同手术团队的习惯决定是否留置；空肠营养管则需要根据术后恢复的进程决定是否留置。

胆道 T 管由于直接留置在胆道或肠道里，因此术后常规不可过早拔除，需等引流管周边成熟窦道形成后再拔，否则容易导致胆汁或肠液流入腹腔。因此一旦留置，往往需常规带出院，待术后至少 2 个月、往往 3 个月后再予拔除。而腹腔引流管的情况差异比较大，由于每位患者的个体差异，有些患者术后恢复的很顺利，腹腔引流管可能早期就拔除了，有些患者术后可能发生胰漏、胆漏或腹腔感染性积液等情况，这时就需要保留引流管或穿刺留置新的引流管，将积液充分引出体外，避免其在腹腔里积聚，引起发热、感染等情况。等时间足够，周边的粘连已经形成，窦道已经成熟，液体不会流到其他地方后，再予以拔除，这样会更加安全稳妥。

那么，如果遇到需携带引流管出院的情况，应如何做呢？首先，不论是哪一类引流管，既然院方允许出院，至少说明患者术后比较危险的时期已经过去了，医生对于术后恢复的安全已经有了比较强的把握和信心。因此，不必过分担心和焦虑。

其次，患者应重视出院时医生护士的嘱咐和交代，注意如下事宜：

（1）妥善固定，防止不慎拔脱，尤其注意翻身时及突然起身时，确保不会拖拽管路。可利用皮肤固定贴或弹力胶带将引流管固定在皮肤上，并标记引流管外露的长度，以便及时发现有无脱出。如果引流管意外拔脱，应立即平躺半小时以上，并联系医院，询问是否需病情稳定后去医院就诊。

（2）如果引流管未主动夹闭，则应保持引流通畅。有时胆道 T 管在出院时就已完成其历史使命，医生会主动将其夹闭，待时间足够后拔除。但如若不是这种情况，则需注意保持引流管通畅，达到充分引流的目的。不管是躺在床上还是下床活动，都要注意避免引流管受压、曲折，间断地挤压引流管，防止其堵塞。如果管有阻塞，家人可以自行疏通，方法为负压抽吸法：拆开固定的胶带，左右固定住管道根部，右手拇指食指捏住管道靠近根部的地方并夹闭管道，然后保持压力一直向下捋到接头处；另一方法为正压冲击法：夹闭管道的远端，在近端迅速大范围挤压管道，会产生正压把管道冲通。

（3）观察引流液的性状，每天及时倾倒引流液并记录流量，定期与医院沟通，必要时带着引流记录表去医院复诊。如发现引流液突然增多、色泽变红或突然减少，或有粪臭味等时应及时去就医。

（4）可每周在住所附近卫生机构换药 1~2 次，以消毒液擦拭引流管口处的皮肤并消毒，观察伤口有无渗出。如果渗血颜色较鲜或范围较大，或患者有不适感，应尽快就医确认。

（5）患者要穿着宽松柔软的衣物，洗澡时用塑料保鲜膜覆盖引流管口处，尽量采用擦浴；而且要避免提取重物或过度活动等。

需要注意的是，拔除引流管的时机应由医生根据每位患者的情况来判定，不可自行在家拔管。

2. 如果有腹壁造瘘怎么办

腹膜后肿瘤的手术往往规模大、需要联合脏器切除的比例高。有一些患者术中联合了结直肠切除，甚至膀胱的切除，术后可能会有临时性或永久性的消化道或尿道的腹壁造瘘。很多患者会对此有很大顾虑，觉得不知所措，不知道回家后应如何护理和面对。

首先，要从思想上认识到，虽然腹壁造瘘有一些不方便之处，但也只不过是一种生活习惯的改变。它并不影响患者的正常进食、起居、活动以及与家人的团聚。很多国外的火车站地铁站的卫生间里还专门设置有更换造口的洗手池，说明在成熟的社会中这种情况的接受度很高，患者更不必有过多的顾虑。更何况这种情况在腹膜后肿瘤的手术中并不算罕见，你并不是孤单一人。

其次，要与医生团队充分沟通，确认自己的造瘘属于消化道造瘘还是尿道造瘘，是临时性的还是永久性的，如果是临时性造瘘有没有预期的造瘘还纳时间等。具体的造瘘更换指征、更换方法，包括平时护理的注意事项等，与患者同住的家属要在患者住院期间尽量向病房的护士们学习，勤加练习，这样患者出院后回到家中才不至于手忙脚乱。现在很多医院也专门设置了造口门诊，如果在平时居家期间碰到造口相关的问题，可以在造口门诊咨询解决。

3. 有哪些重要的出院带药

出院带药是医生根据患者的病情开具的需要后续继续口服或注射的药物，因此出院时应务必确认有无出院带药，以及使用剂量、使用时长。腹膜后肿瘤术后的出院带药可能包括但不限于如下几种：

（1）胰酶补充剂：如果腹膜后肿瘤手术联合了无论是胰十二指肠还是胰体尾切除，都会损失一部分胰腺组织，这有可能造成胰腺的内分泌及外分泌功能不全。可通过每日监测血糖，观察血糖是否平稳，来判断是否需每日注射胰岛素（据我们的经验，除全胰切除外，大多数患者无需）。而外分泌功能仍缺乏客观准确的监测手段，排便次数、大便性状（是否水样便、蛋花便等）等可作为参考。可能很多患者存在胰腺外分泌功能不全的情况却不自知，而胰酶肠溶胶囊是很好的胰酶补充剂，跟随餐食服用，有助于消化吸收，改善排便性状，有利于身体恢复。具体剂量可以以每日排成形软便 1~2 次为准调整。如果进行的是全胰腺切除，则需要终生每日口服胰酶肠溶胶囊替代胰腺外分泌功能。

（2）抗血小板药物：联合脾脏切除在腹膜后肿瘤中并不罕见，而脾脏切除可能会引起血小板反应性升高，使得机体处于高凝的状态，容易诱发血栓。因此脾切除术后的患者需要严密监测血小板的变化，当血小板上升至 400×10^9/L 时，应及时给予抗血小板聚集药（如阿司匹林）来避免血小板增多引起的血栓形成；当血小板上升至 600×10^9/L 时，需抗凝治疗，采用低分子右旋糖酐或低分子肝素；当血小板上升至 800×10^9/L 时，必须采用低分子肝素抗凝治疗。待血小板下降至 400×10^9/L 以下时，才可停药，有些个别病例可延长治疗时间。既往有心血管疾病的患者和老年患者，可考虑长期口服抗血小板聚集药以防止血栓形成。

（3）抗凝药物：腹膜后肉瘤患者血液处于高凝状态，因此是静脉血栓的好发人群。有些患者住院期间检查发现存在深静脉血栓或肌间静脉血栓，出院后可能需要后续口服一段时间的抗凝药物。尤其是腹膜后肿瘤经常侵犯一些腹膜后大血管，术中因肿瘤侵犯需要进行联合血管的切除及使用人工血管进行动/静脉重建。人工血管重建部分血栓形成风险成倍增加，术后更需要口服抗凝药物。最常见的抗凝药物包括华法林、利伐沙班等，通常出院后需要口服半年时间。

4. 伤口仍会疼痛和麻木正常吗

无论是开腹手术还是腹腔镜手术，都具有创伤性，会引起切口周围神经、血管、肌肉等组织的损伤，神经损伤后就会引起针刺样疼痛或抽痛。大部分人在出院时虽然伤口已愈合，还是会有疼痛感，通常还会伴有局部的麻木感，感觉腰不能完全直起来，会有牵扯的感觉。这是因为伤口愈合主要依靠肉芽组织增生和瘢痕形成，瘢痕在形成的过程中可能会压到原本经过的神经，不仅影响此处神经的愈合，这种卡压（神经受到周围组织的压迫）还会引起长时间的疼痛或者感觉过敏。当天气变凉，敏感的组织及神经感受到变化，就会出现疼痛不适。这种感觉都是很正常的，一般随着时间的推移，这种疼痛感会逐渐减弱直至消失。

但是有一种情况可能会引起切口不正常的疼痛，需要警惕，那就是切口感染。切口感染往往会伴有局部的红、肿、热、痛，触之疼痛明显加重，严重时甚至可能伴发热等。这种情况需打开感染的部分切口，充分引流，定期换药，方可痊愈。一般切口感染即使发生也是在术后比较早的时期，会在住院期间被发现并解决。但不排除出院较早、切口感染表现得比较晚，出院后发现的这种个别情况，若不确定应该及时就诊请医生确认情况。

5. 若吃饭吃不好，体重往下掉怎么办

出院后还有一个非常重要的事情，却最容易被忽视，那就是每日的热量和水分补充是否足够，体重是否能维持稳定。

说重要，是因为每个人每天即使什么都不做，也会有基础代谢的消耗，也需

要一定的热量和水分维持生命活动。正常人每天吃饭喝水自然就可以满足身体需求，但如果吃饭吃不好，每日热量水分摄取过少，可能一两天没有特别的感觉，但时间一长，体重就会难以维持，患者也会有无力、没精神、容易疲惫等营养不良的表现。说容易被忽略，是因为每天量一下体重虽然很简单也很重要，但患者很少有这样的习惯，往往等到身体已亏欠太多、已经重度营养不良了才察觉。因此，出院后应该格外重视吃饭和体重问题。

现状是各大医院的床位都十分紧张，如果等待每位患者进食情况都 100% 恢复再出院，势必术后住院时间会很长（有时需一两个月甚至更久），这样会大大影响床位周转，导致很多本可以接受手术的患者因没有床位而无法如期手术。因此，比较可行的办法是，如果院方认为各方面已达到出院标准，但患者因各种原因每日的进食进水量还不足以满足身体需求，体重难以维持，患者出院后可先在床位不那么紧张的低级别医院过渡，每日通过适当输液弥补进食进水量的不足，同时慢慢逐步增加自主进食水，配合营养搭配均衡的肠内营养液，直到吃饭达标后再彻底回家。在手术医院和完全在家之间增加这样一个过渡期，对于那些接受了大手术的患者来说，可以帮助他们有更长的时间术后慢慢恢复饮食，从而避免重度营养不良的发生。

6. 什么情况需要及时联系医生或及时就诊

所有人都希望出院后顺顺利利，恢复好后按计划进行复查及后续治疗。

但是有时病情可能发生变化，这时就需要及时就诊确认情况，以避免更严重的情况发生。如果住所与手术医院在同一座城市，应尽量回手术医院就诊；如果手术医院为肿瘤专科医院，往往不设置急诊科，这时可先在附近大医院急诊科就诊，并联系手术医院，待工作时间赴该医院就诊；如果不在同一座城市，则应前往住所附近大医院就诊。通常在遇到以下情况时，应该考虑及时联系医生或及时就诊：

（1）出血：出血往往代表很严重的情况，若出血量大或出血迅速可能直接威胁生命。因此无论是引流管内引流液性状变为鲜血、引流管周边不断渗出颜色较鲜的血、呕吐出鲜血，还是大便成柏油样的黑便等，均不要犹豫，需第一时间前往医院就诊。有时还需要立即实施止血抗休克甚至介入手术等抢救措施。出血既有可能是继发于感染的延迟出血，也可能和抗凝或抗血小板药物使用有关，也可能是其他情况，这需要在医院行相关检查后综合判断并进行相应处置。

（2）发热：发热也是不容忽视的表现。虽然也有可能是由感冒等其他原因引起，但毕竟处于手术恢复期，首先应考虑并排除是否和手术相关。因此当患者出现发热时，建议测量并记录体温，留意是否伴有其他不适（如腹痛、畏寒、寒战等），并及时赴医院就诊。建议完善的检查包括血常规、生化、降钙素原等抽血化验，并建议完善腹盆腔增强 CT 或至少腹盆腔超声检查。术后发热最应该关注的是血象及降钙素原是否升高，及是否存在腹盆腔或胸腔积液。前者升高代表存在细菌性炎症，需要抗感染治疗，后者若存在往往是导致感染的原因，需进行积液穿刺引流。若患者手术包括胆肠吻合，则还存在反流性胆管炎的可能，这种发热往往伴有寒战或畏寒，这时除了抗感染治疗外，还需先禁食水一段时间，待体温恢复正常病情平稳后再从流食开始逐渐恢复饮食。

（3）持续腹痛：腹痛的性质及原因多种多样，既可能由肠粘连、肠痉挛、胃肠炎等引起，通常不会引起太严重后果；也可能是肠梗阻、胆囊炎、胰腺炎等原因，需要积极治疗处理；最严重的还可能是腹腔出血、腹腔脓肿等原因，需要即刻处理，否则甚至可能威胁生命。因此，患者可根据自己的感觉和判断，若是偶尔出现的程度不严重的腹痛，或很快可自行缓解，不伴有其他不适，通常可以再观察。但是若出现较剧烈的或持续不缓解的腹痛，或伴随发热、停止排气排便、心慌等，建议及时就医，明确原因，积极治疗。

（4）反复呕吐：偶尔一次呕吐可能是因为吃东西有些急，或一次吃的有些多，这时如果没有别的不舒服可以再观察观察。但是若反复呕吐，就需要赴医院就诊了。此时就诊需解决 2 个问题，一个是需要明确呕吐原因，可通过拍摄腹平片，必要时上消化道碘剂造影等方式明确是否有胃潴留、是否有胃排空障碍或消化道梗阻等情况。另一个就是当反复呕吐时就需要先禁食水了，不吃不喝的话人体需要的热量和水分无法摄取，这时需要每日通过输液补充，直至问题解决，恢复饮食。

（5）停止排气排便：偶尔一天无排气排便若不伴有其他不适可暂观察，但长时间停止排气排便是典型的肠梗阻的表现，这时应留意是否伴有呕吐、腹胀、腹痛等表现。若 2 天以上停止排气排便就应该及时就诊，通过拍摄立位腹平片等方法明确是否存在肠梗阻，并进行相应处理。

（6）身体虚弱：身体虚弱往往是长时间热量及水分摄取不足导致的，这时应及时就诊，并通过抽血化验判断是否存在低白蛋白血症、电解质紊乱等情况，并通过输液进行调整、改善。

7. 怎样和医生取得联系

相信每位患者出院后都希望留存主管医师的手机号，有任何不舒服的地方可以随时联系到主诊医师并咨询。但是这是不现实的，因为对于患者来说，主诊医师是唯一的，但是每一位医生都有很多很多患者，如果每一位患者都留存手机号的话，那么可能每天 24 小时无时无刻都会有电话了，那么医生的生活和家庭可能会受到很大影响。因此，医患双方应该相互理解，尽可能站在对方的立场考虑，采取可持续的方式保持联系。通常有如下方式和医生联系：

（1）门诊：医生通常非常忙碌，其他时间经常会有手术、查房、开会等事情，但每位医生的门诊时间都是固定的，门诊时间如非极特殊原因一定会出现在诊室，因此门诊是最可靠固定的可以见到医生的方式。

这里有一个技巧，就是大部分医院的医嘱系统都可以在出院时帮患者预约某位医生的门诊时间。因此，建议在出院时就和医生商议，根据何时第一次复诊、是否需辅助治疗等，请医生把出院后第一次门诊的时间预约好，这样就可以保证在那一天见到主诊医生了。还有一个技巧是，大部分医院的门诊系统里都有"诊间预约"功能，因此每次看完门诊都可以请医生根据病情把下次门诊的时间预约好，依此类推。这样看病复查就没有那么复杂了，可以省心省力很多。

（2）工作微信或网上诊室：有的医生有专门的工作微信，有的医生在在线平台上开通了网上诊室，这些都是为了在力所能及的前提下更好地与患者保持交流和沟通，帮助患者解决问题。因此出院时可以询问主诊医生是否有这样的联络平台，如果有的话就又多了一种联络渠道。但是还是那句话，就是医生大多非常忙碌，精力也有限，有时手术一上就是一整天，因此留言或咨询等不能保证每次都及时回复，但他们会在力所能及的情况下尽量解答。

（3）科室电话：上述两种方式分别是线下和线上可以和主诊医师取得联系的方式，但是如果遇到特殊情况或紧急情况，急需咨询时怎么办呢？打科室电话。在患者出院前护士通常会对患者及家属做出院宣教，里面一定会留下患者所住科室的医生办公室及护士站的电话。因为科室里每天 24 小时都一定会有值班医师和值班护士，因此科室电话 24 小时有人接听。只是，接听电话的医生不一定是患者的主诊医师，但一定是同科室的同事。所以如果碰到紧急的拿不准的情况，可以拨打科室电话，咨询值班医师有何建议，以解燃眉之急。

（吕昂　王笑鹏）

九、全身药物治疗期间应该怎么做

随着治疗理念的进步，新的化疗药物以及更加有效的靶向治疗、免疫治疗药物的出现，二者、三者的联合已经成为腹膜后肉瘤重要的治疗方式。它们的原理、疗效等在上文已经系统阐述过了，正确合理地应用它们会对延长患者生存、改善患者症状起到很积极的作用。但我们都知道，任何治疗方法都是双刃剑，在产生疗效的同时也会多多少少产生不良反应。这一部分我们就从患者的角度出发，阐述在全身药物治疗期间可能出现哪些不良反应，如何应对它们，以及有哪些注意事项值得关注。

（一）如何应对化疗相关不良反应

不良反应是指与所施行的医学治疗或程序有时间相关性的任何不利或者非预期的体征（包括异常的实验室检查发现）、症状、疾病，不论是否认为与医学治疗或者处理相关。无论是化疗还是靶向、免疫治疗，在治疗过程中的不良反应管理都是很重要的内容。只有尽可能处理好不良反应，才能让患者对治疗更加耐受，生活质量更高，从而按计划如期地完成治疗，避免治疗中断，甚至威胁生命的情况发生。这一方面需要医生的精细管理，细致观察和调整，另一方面也需要患者和家属对自身情况的了解和积极配合。

1. 什么是 CTCAE

CTCAE，是"Common Terminology Criteria Adverse Events"的缩写，也就是常见不良事件评价标准。目前最常用的是发布于 2017 年的 CTCAE 5.0 版，里面将每个不良事件的严重程度基于以下准则做了特定的临床描述：

1 级：轻度。无症状或轻微；仅为临床或诊断所见；无需治疗。

2 级：中度。需要较小、局部或非侵入性治疗；与年龄相当的工具性日常生活（如做饭、购买衣物、使用电话、理财等）活动受限。

3 级：严重或者具重要医学意义但不会立即危及生命；导致住院或者延长住院时间；致残；自理性日常生活（如洗澡、穿脱衣、吃饭、盥洗、服药等）活动受限。

4 级：危及生命，需要紧急治疗。

5 级：与不良事件相关的死亡。

这是一个国际通用的不良事件评价体系，也广泛应用于肿瘤全身治疗期间的不良反应评价。有些不良反应需根据实验室检查结果评定（如骨髓抑制、肝肾功能损害等），但有些是根据患者自身的感受和对生活质量的影响评定的（如胃肠道不良反应、皮肤损害、口腔黏膜炎及溃疡等）。下面，我们就放化疗期间最常见的不良反应及应对方法做逐一说明。

2. 什么是骨髓抑制

骨髓抑制是指骨髓中的血细胞前体的活性下降，它是化疗期间最常见的不良反应之一。血液中的红细胞和白细胞都源于骨髓中的干细胞，它们的寿命较短，需要依靠骨髓干细胞不断的分裂来补充。而化疗不仅会抑制癌细胞分裂，也会导致正常的骨髓细胞受到分裂抑制，从而使得血液中白细胞、红细胞、血小板等下降。

粒细胞平均生存时间最短，约为 6~8 小时，因此骨髓抑制通常最先表现为白细胞下降；血小板平均生存时间约为 5~7 天，其下降出现一般较晚；而红细胞平均生存时间为 120 天，受化疗影响较小，下降通常不明显。不同化疗药物及剂量、患者个体化差异等都对骨髓抑制是否发生、何时发生、以什么为主要表现产生着影响。因此，在化疗期间，要定期复查血常规，主要关注白细胞计数、中性粒细胞计数、血小板计数及血红蛋白这几项关键指标，通过这些指标来判断是否发生了骨髓抑制。

目前化疗后骨髓抑制的分度采用的是世界卫生组织抗癌药物急性及亚急性毒性反应分度标准（表 6）。通常来说，1 度骨髓抑制可以继续当前治疗并密切观察，3 度及以上骨髓抑制必须暂停该次治疗并给予干预。2 度骨髓抑制是否需要干预，是否可继续当前治疗，或药物减量、延期等需要听从医生建议。每次验血结果出来后，患方都可根据该表格对自己的骨髓抑制情况有所了解，但具体决策需遵医嘱。

表6　化疗后骨髓抑制的分度

	0	1	2	3	4
白细胞/（$10^9 \cdot L^{-1}$）	≥4.0	3.0~3.9	2.0~2.9	1.0~1.9	<1.0
粒细胞/（$10^9 \cdot L^{-1}$）	≥2.0	1.5~1.9	1.0~1.4	0.5~0.9	<0.5
血小板/（$10^9 \cdot L^{-1}$）	≥100	75~99	50~74	25~49	<25
血红蛋白/（$g \cdot L^{-1}$）	≥110	95~109	80~94	65~79	<65

3. 如何应对骨髓抑制

我们刚才了解了什么是骨髓抑制，骨髓抑制主要包括哪些，重点应关注哪些指标。那么，应如何应对骨髓抑制呢？

（1）白细胞及中性粒细胞减低：白细胞及中性粒细胞减低，会降低身体的抵抗力，容易出现感染、发热等症状。因此，首先应该注意保暖，保证休息充足，避免着凉、感冒，避免去人群密集处，降低感染的风险。

此外，应根据白细胞及中性粒细胞降低的程度选择一些合适的药物。1度减低时，可采用包括利可君片、地榆升白片、鲨肝醇片等在内的口服药物。当达到2度及以上减低时，可皮下注射粒细胞集落刺激因子，即"升白针"。"升白针"可以有效升高白细胞，缩短白细胞减少持续的时间，从而减少继发感染的风险或利于控制感染。是否使用、何时使用"升白针"，需要医生根据患者的病情、身体状况、放化疗方案等综合评判后决定。

（2）血小板减低：血小板减低会增加出血倾向，因此首先应避免磕碰伤等以防意外出血。血小板浓度低于$50 \times 10^9/L$时，易频繁地出现自发性出血，最常见的就是皮下紫癜。而当其进一步下降，甚至低于$20 \times 10^9/L$时，患者就会变得很危险，外伤、突如其来的颅内出血、消化道大出血等都可以严重威胁到患者的生命。因此，当发现血小板进行性减低时需要及时处理。

当1度减低时，可采用升血小板胶囊等口服药物，当达到3度及以上减低，或2度减低但医生认为有必要时，可积极皮下注射重组人血小板生成素注射液，即"升血小板针"。当血小板继续持续下降时，还可输注血小板治疗。

（3）贫血：化疗导致骨髓造血功能抑制，红细胞生成减少，会造成贫血。贫血可导致出现乏力、心慌、皮肤和黏膜苍白、免疫力下降等全身表现，也会导致化疗效果大打折扣。轻度贫血可通过口服生血宝合剂等药物，或多从食物中获取叶酸、铁等造血原料来调理（含叶酸较多的蔬菜包括菠菜、莴苣、香菜、西红柿、胡萝卜、花椰菜等，一些水果、豆类、坚果类食物及动物肝脏也含有较多的叶酸，含铁较多的食物是动物血、动物肝脏、黑芝麻等）。中度贫血在没有禁忌的情况下可通过重组人促红细胞生成素（EPO）刺激红细胞生成。如果出现重度贫血则需要及时输注红细胞治疗。

需强调的是，当出现贫血，尤其中重度贫血时，还应该除外其他原因导致的贫血，如消化道出血、缺铁性贫血等。

4. 如何应对肝功能损害

肝功能损害是全身治疗期间常见的不良反应之一。化疗药物大部分通过肝脏代谢，因此药物本身及代谢产物会干扰肝细胞内的代谢过程，导致肝内胆汁淤积、脂肪变性，或直接破坏肝细胞的基本结构导致肝细胞坏死等，引起肝损害。

化疗药物导致的肝损害主要表现为血清转氨酶（主要为谷草转氨酶、谷丙转氨酶等）、碱性磷脂酶及胆红素水平升高，重者还可伴肝区胀痛或伴有恶心、呕吐和疲劳，食欲减退等。若无基础肝病，化疗导致的肝损害通常为一过性及可逆的。但严重肝功能损害也可能出现肝功能持续恶化，发展为慢性肝损伤，极少数还可能进展为急性/亚急性肝衰竭。因此，在化疗期间要注意定期复查肝功能，关键在于及时发现，及时干预。

应如何应对肝功能损害呢？

（1）首先应明确患者是否合并慢性乙型/丙型肝炎及肝硬化，如果存在，需要联合规范抗病毒治疗，并更加关注肝功能异常问题。

（2）如仅发现转氨酶或胆红素轻度升高，不伴有其他不适，可配合双环醇、多烯磷脂酰胆碱、熊去氧胆酸等口服保肝药，继续治疗。

（3）如发现保肝治疗效果不理想，肝功能异常继续加重，应暂停治疗或药物剂量减低，并加强保肝治疗（可输注保肝药），直至肝功能逐渐恢复。

（4）排查是否还合并其他同期使用的药物（如中药、抗生素、他汀类药物等），并评估其对肝功能的影响，是否有继续使用的必要。

（5）不喝酒、不抽烟、不乱吃药、多喝水。注意合理作息，进食富含维生素、低脂肪的清淡饮食，食谱多样化，保证营养全面，以提高身体的耐受力。

5. 如何应对肾功能损害

肾功能损害也是化疗期间常见的不良反应之一。许多抗肿瘤药物及其代谢物均通过肾脏排出体外，在肾脏中的浓度较高，所以容易造成肾小管损害和肾小球损伤，出现蛋白尿或肾病综合征，严重者还可引起血清肌酐与尿素氮升高，甚至引起高钾血症、肾衰竭等。因此，在放化疗期间要注意定期复查生化及尿常规，关注肌酐、尿素氮、尿蛋白、钾、钠、氯等指标，及时发现，及时干预。

应如何应对肾功能损害呢？

（1）如果复查中发现上述指标异常，及时与医生沟通，确认是否可继续治疗。比如如果仅发现尿蛋白 1+，其余指标一切正常，患者尿量正常，无不适，那么很可能可以继续治疗并密切观察；但是如果患者已经尿蛋白 3+、24 小时尿蛋白定量显著升高，或肌酐或尿素明显升高了，那么很可能需要暂停用药。因此，需要与医生及时沟通，确定治疗方案。

（2）排查是否还合并其他同期使用的药物（如中药、抗生素、止痛药等），并评估其对肾功能的影响，是否有继续使用的必要。

（3）饮食方面，如考虑肾功能损害，应该尽量少食用含嘌呤高的食物，如大豆、花生、带鱼、豆制品、沙丁鱼、鸡汤、鱼汤、肉汤、动物内脏等，因为这些食物会在代谢的过程中产生过多的尿酸，从而加重肾脏负担，不利于患者康复。可以清淡易消化的食物为主，如瓜果蔬菜等。尽量低蛋白饮食，并以优质蛋白摄取为主，如禽蛋、瘦肉、乳类等。

6. 如何应对胃肠道不良反应

胃肠道不良反应也是化疗期间最常见的不良反应之一，主要表现为厌食、恶心、呕吐等，这主要与化疗刺激大脑中的呕吐中枢或损伤胃肠道黏膜有关。很多患者排斥化疗，就是因为听说做化疗会吐得很厉害，很痛苦，因此产生恐惧心理。胃肠道不良反应轻则影响生活质量，重可导致治疗中断，更严重时甚至可能引起脱水、电解质紊乱，进而影响全身多脏器功能等。因此，我们应重视化疗期间的胃肠道不良反应的处理。

应如何应对胃肠道不良反应呢？

（1）及时合理配合药物治疗：药物治疗仍然是减轻放化疗所导致恶心、呕吐最主要的办法。目前临床常用的止吐药物有五羟色胺 3 受体拮抗剂（如昂丹司琼、帕拉诺司琼等）、NK-1 受体拮抗剂（如福沙匹坦、阿瑞匹坦等）、多巴胺受体拮抗剂（如胃复安）等。化疗后 1~3 天通常是胃肠道不良反应的高发期，因此每次化疗后可在该期间预防性口服止吐药物，减轻不良反应。

（2）饮食方面：当反应较重时，可以新鲜米汤、藕汁等流食为主，慢慢加入蛋羹、挂面汤等半流质食物，食欲恢复后，再转为正常饮食。适当进食优质蛋白、高维生素、清淡易消化的食物。

（3）有时胃肠道不良反应也与恐惧、紧张等负面的情绪有关。因此放松情绪，听舒缓音乐或家属陪伴以转移注意力等都会有所帮助。正确的心态，恰当的心理舒缓与药物治疗同样具有价值。

（4）若呕吐严重，导致无法进食，应注意及时就诊，给予止吐、静脉补液等，以防脱水、电解质紊乱等情况发生。若发生此类情况通常需要暂停当前治疗。还有一点需要注意的是，在通过积极止吐治疗仍无效的情况下，还需要警惕其他致吐的原因，并进行排查。

7. 如何应对腹泻

腹泻也是化疗期间较常见的不良反应之一。它主要是因为化疗药物对肠壁细胞产生直接的毒性反应，引起肠壁细胞坏死及炎症，造成吸收和分泌之间的失衡。另外癌症患者患病时间长，思想紧张、焦虑，导致胃肠自主神经功能紊乱，也是引起腹泻的原因之一。化疗所导致的腹泻通常表现为喷射性水样便，一天可数次甚至数十次，不仅增加患者的痛苦，影响生活质量，严重者还可合并不同程度的脱水及电解质紊乱。

应如何应对腹泻呢？

（1）及时合理配合止泻药物治疗：常用的止泻药物包括洛哌丁胺、蒙脱石散等，可按说明书服用。此外，地衣芽孢杆菌、双歧杆菌等肠道益生菌对于调节菌群失调、缓解腹泻也有帮助。

（2）若腹泻严重，通常需要调整化疗药物的剂量，甚至暂时中断治疗。如果伴脱水，还需要及时就医，进行静脉补液、调节电解质平衡等，维持人体所需水分和能量。

（3）饮食方面：建议以易消化、低脂肪食物为主，避免辛辣、刺激、过冷、过热的食物。而且此时要尽量禁止食用奶制品，以避免加重腹泻。

（4）护理方面：进餐前后、睡前晨起时建议用盐水或漱口水漱口，保持口腔清洁，减少口腔中的细菌随食物进入肠道引起肠道感染。注意腹部保暖，避免腹部受凉，可配合热敷。此外，反复腹泻可能会造成肛周皮肤溃烂、溃疡，甚至导致感染。因此患者在每次便后用软纸擦拭后，用温水洗净，软纸擦干，并在肛周皮肤外涂氧化锌软膏，保持皮肤干燥。如果肛周皮肤已经破损，在用温水洗净后要先消毒再涂抹湿润烫伤膏保护肛周皮肤。

（5）腹泻的原因多种多样，也需要警惕其他原因导致的腹泻。比如胰腺功能受损，胰酶补充不足导致的消化不良所致腹泻；食物中毒或不洁食物导致的肠炎所致腹泻等。此时，需要配合胰酶肠溶胶囊或抗生素等针对性治疗。

8. 如何应对皮肤损害

一些化疗药物（但不是全部）在治疗肿瘤的同时，会对皮肤造成损害。有些药物对头皮内的毛囊细胞有损伤作用，导致患者脱发。但这个脱发通常是可逆的，在停止化疗后 1~3 个月毛发会重新长出。除了脱发，有些化疗药物的强刺激性还会引起全身皮肤瘙痒，使得皮肤受损、干燥，也会造成明显的刺痒感，甚至表皮脱落。另外，还有些化疗药物会导致皮肤色素沉着，表现为皮肤颜色变黑，尤其在脸部更加明显。这是因为药物对血管造成损伤，使血管壁通透性变化，造成静脉壁的增厚和炎性改变，形成色素沉着。

应如何应对这些皮肤损害呢？

（1）脱发：化疗药物所致的脱发对患者的身体并没有不良影响。主要问题是由于脱发产生的自身形象的改变。这对某些患者来说可能会有一定的心理压力和思想负担。而脱发后可以通过佩戴假发恢复形象，停止化疗后，头发也能重新长出，其实对此产生的心理负担是没有必要的。因此，即将要接受化疗或正在化疗的患者，对化疗药物所致脱发一定要有正确认识，避免由于认识不够而产生不良心理。

（2）皮肤干燥、瘙痒：建议穿着舒适柔软的衣物以减少衣服带给皮肤的摩擦。保持皮肤的清洁干燥，用温水沐浴，避免使用刺激性皂液清洗，浴后使用松软的毛巾轻拍干皮肤，涂上润肤乳保护皮肤。瘙痒时不能抓挠，可适当地口服抗组胺药物。

（3）皮肤色素沉着：皮肤色素沉着对人体也没有本质伤害，这种现象也是暂时的，停药后皮肤颜色会逐渐变浅，患者不要有顾虑。同时要注意保持皮肤清洁，定时洗浴，不要用过热的水或有刺激性的肥皂、浴液。外出做好防晒准备，避免阳光直射。必要时可口服和外用抑制色素代谢的药物，如维生素 C、半胱氨酸等。

9. 如何应对口腔黏膜炎及溃疡

一些化疗药物在杀灭肿瘤细胞的同时，对更新较快的黏膜上皮细胞也有明显的杀伤作用，可抑制上皮细胞内 DNA 和 RNA 及蛋白质的合成，影响细胞的复制和增长，导致基底细胞更新障碍，引起黏膜萎缩，形成口腔黏膜炎及溃疡。而且化疗使患者的身体免疫力下降，因其引起的溃疡部分成了细菌侵入的门户和通道，口腔内细菌增殖活跃，毒力增强，菌群关系失调，致使口腔溃疡加重。

应如何应对口腔黏膜炎及溃疡呢？腹膜后肉瘤患者的病程通常较长，口腔内卫生条件差，为预防黏膜炎及溃疡，需要做好口腔护理。如睡前不再吃有刺激性的食物，每餐后、睡觉前使用软毛刷刷牙漱口，两餐之间用漱口液漱口。已发生口腔炎的患者，每次漱口后可局部涂抹维生素 E 液。

（二）如何应对靶向及免疫治疗相关不良反应

除了化疗外，靶向及免疫治疗也可能导致相应的不良反应。它们有些和上述化疗的不良反应有所交叉，有些具有自己的一些特点。

1. 如何应对药物治疗导致的高血压

高血压是包括仑伐替尼、安罗替尼等在内的不少靶向药物最常见的不良反应。即使既往没有高血压病史的患者，在用药期间也有相当一部分比例会出现。是否会出现高血压、高血压的严重程度具有较大的个体化差异，因此需要针对每个人的情况具体处理。

总体原则就是，若血压超过 140/90mmHg，建议在饮食调整、限盐的基础上加用相应的降压药物（如缬沙坦）控制血压，并继续用药、监测。若单药控制不满意，可以联合硝苯地平或氢氯噻嗪等其他降压药物联合治疗，力争将血压控制在 140/90mmHg 以下。既往存在高血压的患者，可在初始就预防性应用缬沙坦等降压药物。若是出现控制不满意的顽固性高血压，或已伴随明显的头痛、头晕等其他症状，则建议暂时停药，待血压控制满意后考虑药物减量。在使用此类药物期间，最好家里提前准备一个便携血压测量仪，方便每日监测和记录血压变化。

2. 如何应对蛋白尿

蛋白尿也是包括仑伐替尼、安罗替尼等在内的不少靶向药物最常见的不良反应之一。严重的蛋白尿代表药物对肾功能的损害较大，因此，在使用此类药物期间，尿常规也是必须进行的化验。

通常情况下，若尿蛋白检测呈 +- 或 1+，可以继续用药，并密切监测。若尿蛋白检测呈 2+ 或 3+，则需进行 24 小时尿蛋白定量检测，若 24 小时尿蛋白定量小于 2.0g/24h，可考虑在严密监测下继续用药或减量用药。若 24 小时尿蛋白定量大于 2.0g/24h，则建议暂时停药。待复查该指标下降后再开始尝试减量用药。

靶向药物治疗期间，可考虑配合金水宝胶囊等协助改善蛋白尿。

3. 如何应对细胞因子风暴

细胞因子风暴是免疫治疗期间可能出现的最严重的不良反应之一，虽然发生率较低。其原理就是免疫系统被过度激活，导致了强烈的免疫炎症反应。其表现主要为某一次免疫治疗用药后（不一定是首次用药）较短时间内出现的高热、心悸、乏力、血压低等类似休克的表现。实验室检查中通常可以观察到一系列细胞因子（主要为白介素6、白介素8、白介素10等）的显著升高。

细胞因子风暴一旦出现通常较为凶险，需要立即就医并住院治疗，不得耽误。治疗原则以补液、强心、升压等抗休克治疗为主，且一旦确定为细胞因子风暴，还建议在广谱抗生素的保驾护航下结合较大剂量的激素治疗。若出现此情况，则建议后续停止免疫治疗。

4. 如何应对甲状腺功能减退

甲状腺功能亢进或减退是免疫治疗期间常出现的不良反应之一，其中又以甲状腺功能减退更为常见。因此甲状腺功能五项也是免疫治疗期间每周期必查的项目。

若患者仅表现为化验指标提示促甲状腺激素（TSH）轻度升高，但不伴有任何如疲惫、面色苍白、反应迟钝、健忘、乏力、食欲减退等症状时，通常可以继续用药，并复查随访。若患者指标升高较明显或伴有相应症状，则建议每日口服优甲乐激素替代治疗，并严密复查。当达到 CTCAE 3 级或以上时，则建议暂停治疗，直至恢复至 1 级。

5. 如何应对乙型肝炎病毒再激活

合并有乙肝的患者，即使是乙肝小三阳，甚至表面抗原已经转阴的患者，在免疫治疗期间也有可能出现乙肝病毒的再激活。因此，建议在开始免疫治疗前就开始规律口服抗病毒药物，并覆盖治疗全程。治疗期间注意检测乙肝 DNA 拷贝数，若控制不满意应考虑更换抗病毒治疗药物。

6. 如何应对其他免疫相关不良反应

在免疫治疗期间，还有可能出现其他系统的免疫相关不良反应，如免疫相关肺炎、肾炎、肝炎、垂体炎、结肠炎、胰腺炎、心肌炎、神经肌肉毒性等。它们总体发生率不高，严重程度也不尽相同，在此就不一一详细阐述了。它们的处理原则有相通之处，就是在轻度（CTCAE 1 级）时，可以在严密监测下继续用药，但若达到 CTCAE 2 级，通常建议给予糖皮质激素或强的松等激素治疗，并根据病情严重程度决定是否需暂时停药。若达到 3 级及以上，则明确建议停药。

总之，患者的靶向及免疫治疗建议在经验丰富的肿瘤科医生全程管理下进行。若出现相应情况，一方面患者及家属需及时向医护人员汇报，医护人员也需结合患者的症状及实验室检查指标等，综合评估是否继续用药、是否需药物减量、是否需配合激素治疗等关键细节。

（三）关于全身药物治疗还有哪些注意事项

除了需要了解及懂得如何应对各种不良反应外，关于全身药物治疗，还有一些重要的信息是我们希望介绍给大家的。

1. 全身药物治疗前必须有病理吗

这恐怕是在门诊遇到的最常见的问题之一。答案是：是的，除了极个别具有明确临床诊断标准（主要是肝细胞癌）的肿瘤外，任何其他恶性肿瘤化疗前都必须有明确的病理。事实上，不仅是化疗，也包括靶向治疗、免疫治疗等，只要是除了手术以外的其他针对恶性肿瘤的治疗，都需要明确的病理结果。这一点在国内外的各种指南、共识里面阐述得都非常明确。对于腹膜后肉瘤，一部分患者既往进行过手术治疗，自然就已经获得了病理。但是那些还没有进行过手术的患者，则需要进行穿刺活检明确病理。

首先，这样做对患者和医生都有益处。我们都知道，任何针对恶性肿瘤的治疗本身也会对人体产生副作用，因此我们不可以仅凭"长得像""应该是"这样的判断就贸然给人体使用这类治疗，让患者承担这样的不良反应，这对患者是不负责任的。反过来讲，任何的抗肿瘤治疗也都存在风险，当有明确的病理诊断时，这样的治疗才无可争议，也可以避免医患双方不必要的矛盾与纠纷。

此外，活检病理还有一个非常重要的目的，就是指导下一步治疗。比如淋巴瘤，有很多种亚型，不同亚型采取的用药方案也不尽相同。因此，我们需要通过活检组织，在显微镜下观察，以及行免疫组化检查，确定其亚型，才可以知道应该采取哪种治疗方案。再比如肺癌，既分腺癌、鳞癌和小细胞肺癌，又需要检测 *ALK* 突变、*EGFR* 突变等位点，只有通过活检病理掌握更可能多的信息，才能使下一步治疗更加准确适合。

具体到腹膜后肉瘤，虽然有时对于一些复杂的肿瘤穿刺活检病理难以完全准确地明确其细致的病理类型，但是至少对于良恶性、大致的细胞形态（梭形细胞、上皮细胞或淋巴瘤等）、肿瘤分级（低级别或高级别）等可以提供很多信息，这些对指导药物治疗也有很大帮助。此外，通过活检组织进行基因检测指导全身治疗决策也是目前及未来的发展方向。

2. 在哪里治疗都一样吗

另外一个常见的问题是，是不是在哪里治疗都一样。外科手术是非常复杂的操作，不同中心不同医生水平差异极大。放疗也涉及比较复杂的流程以及准确读片、勾画靶区等差别，且不同中心放疗设备也存在较大差异。因此，所有人都会达成共识，外科手术和放疗绝不是在哪里做都一样，要尽可能到好医院大医院找水平高超的医生去做。然而对于全身药物治疗，只是将特定的几种药搭配在一起按顺序输注或交给患者按规律口服即可，只要方案相同，看似在哪里做没有差别。是不是这样呢？

确实，全身药物治疗不像手术与放疗，对具体的技术操作或仪器设备要求那么高，因此，只要有一模一样的药物和组合，它是相对容易在不同地区不同中心取得类似效果的。但是，也绝不是在哪里做都完全一样，治疗过程中也有很多需要关注的事情，是很考验医生的经验和水平的。如基线检查和定期评效是否规范准确的问题，根据患者病情和身体情况对治疗方案的选择和调整的问题，在治疗过程中针对患者的反应进行剂量调整的问题，对各种副作用的监测和处理的问题等。

因此，我们建议在关键节点上（比如初始方案制订时，一线治疗疾病进展或无法耐受需要换方案时等），可以在专业化中心或好的三甲医院找到相关专业高水平的医生拿捏制订方案。具体到每一周期的用药治疗，如果长期离开所居住城市不是很方便的话，可以考虑回到当地去做。但是在当地做，也强烈建议找一个优秀的经验丰富的肿瘤科医生来主诊，因为有时剂量调整、副作用处理、影像学检查是否及时、增强扫描是否清晰等细节也会对整体的疗效和准确的疗效评估产生影响。

3. 为什么要做基线检查

很多患者可能不理解，为什么我 2 个月前曾经在外院做过片子、抽过血，在正式开始治疗前，医生还要求我在这家医院重新做一遍更清晰的片子、再化验一遍血呢？这里就涉及基线（baseline）检查的概念和意义。

所谓基线检查，就是在开始某一种方案的抗肿瘤治疗前，医生需要完善尽可能时间距离近的、清晰的、全面的影像学资料和肿瘤标志物等实验室检查，以作为将来治疗后评效的参照，也就是对比对象。无论是不适合手术的患者的一线治疗，还是手术后患者的辅助治疗，还是入组某一项临床研究，都需要完善符合要求的基线检查。因为，如果没有一个符合要求的基线检查，将来治疗后的复查结果就无从对比，就无法准确知晓患者是否可以从治疗中获益，就无法判断是应该沿用该方案还是更换方案等一系列诸多事宜。

因此，符合要求的高质量的基线检查是全身药物治疗的第一步，也是至关重要的一步。患者应该积极配合医生完成基线检查。

4. 如何评估治疗效果

我们都希望能够在开始治疗前就准确预测某一位患者对某一种治疗方案的效果，从而对症下药。然而，目前这仍然只是一种理想，我们还不具备这种能力。因此，在为患者制订了一种全身药物治疗方案后，如果想准确了解患者对该方案的效果如何，我们只有在进行了一段时间的治疗后，对患者进行复查，并将复查结果与基线检查相比较，从而判断患者对该治疗方案的反应如何。这就是疗效评价。

疗效评价非常重要，因为这直接决定了后续的治疗方案是否继续，是否需更改。复查时间间隔太近，难以看出变化；复查时间间隔太远，如果效果不佳可能无法及时察觉、调整。因此，目前比较普遍的做法是，在进行 3 个疗程全身药物治疗，或大概二三个月的治疗后，进行一次复查评效，以判断治疗反应如何。

复查评效通常包括两大部分，即影像学检查和实验室检查，而对比的对象则是基线检查结果，或者上一次复查评效的检查结果。因此，如果可能，我们通常建议患者最好在同一家医院进行基线检查及每一次复查评效，并且以相同的影像学检查手段（比如增强 CT 或 MRI）进行评价。因为同样的检查手段保证了前后对比的可靠性（有时 CT 和 MRI 很难直接相比较），而同一家医院的检查结果在电脑数据库里都有存档，这样比较方便在电脑中随时查看任何一次的检查结果，影像科医师在阅片时也可以从电脑中直接调取以前的检查进行比较。此外，不同医院实验室检查检测方法、仪器设备、参考区间都可能不同，这也不利于准确地比较各项指标（尤其是肿瘤标志物）的前后变化。

5. 为什么要买一本小台历

我们经常嘱咐患者，在全身药物治疗期间要自己买一本小台历（有的中心会发送给患者相关的手册，里面也包含日历），以便于勾画出重要的日子。说得直白些，就是"自己的事情自己要上心"。

我们都知道，全身药物治疗是分疗程的。为了避免药物的蓄积，最大限度地发挥效果，根据不同药物的半衰期及代谢周期，不同的化疗方案用药规律也不同。有的方案 2 周为一疗程，有的方案 3 周为一疗程，有的方案每 3 周中输两次液，有的方案每 2 周中输一次液，还有的方案包含口服药物，需要服药 2 周，休息 1 周。所以，患者及家属需要与医生充分沟通，了解自己的用药方案、用药方式及用药规律。然而，医生要面对的患者有很多，他虽然可以在每次出院的诊断证明书中注明下次化疗的时间，但不可能做到提醒每一位患者什么时间应该怎么做。因此，就需要患者及家属自己摸清规律后，积极主动及时挂号、抽血、联系住院等。

　　不同的医院、科室对全身药物治疗患者的管理习惯也不尽相同，有的办理住院在住院期间用药，有的办理当日出入院输注药物，有的在门诊有专门的日间化疗区域等。总之，无论在哪家医院治疗，都要通过前一两次的经验尽快摸清规律，并在小日历上按规律标注出接下来拟输注药物的日期。通常在每次输液前两三天，患者都需要在门诊进行血常规和肝肾功能（如果结合靶向免疫治疗则还需要尿常规、甲状腺功能、淀粉酶、脂肪酶、心肌酶谱等）的化验检查，只有化验结果达标才可以按期进行下次的药物输注，否则需要先进行相应的治疗（比如皮下注射升白针等）。如果该医院每次化疗需办理住院手续，通常还需要提前在门诊开具下次的住院单，并及时联系安排住院的住院总医师，以避免延误。

6. 为何要关注自己的感受并及时反馈

　　虽然总需要去医院，但全身药物治疗期间大部分时间其实是在家度过的，除了家人外，没有任何医护人员可以24小时在身边观察患者的身体状况有哪些异常。因此，当患者在居家时有哪些不舒服的感受，要注意及时记录症状和程度，在下次治疗时及时反馈给医生。尤其是当觉得身体非常不舒服时，比如极度乏力、恶心、呕吐、腹泻、心悸、发热等，切记不可硬撑，必要时应及时就诊检查，并进行相应的处理，以免导致更加严重的后果。

（吕昂　王笑鹏　朱向高）

十、常见腹膜后良性肿瘤

（一）神经鞘瘤

1. 什么是神经鞘瘤

神经鞘瘤，亦称施万细胞瘤（Schwannoma），是起源于周围神经神经鞘施万细胞的肿瘤。神经鞘瘤可发病于任何年龄，可起源于除第Ⅰ、Ⅱ对脑神经（不覆盖施万细胞神经鞘）外全身几乎任何神经干，通常表现为面部、颈部、躯干、四肢或腹膜后区域的单发类圆形肿瘤。神经鞘瘤绝大多数为良性，生长缓慢，呈膨胀性生长，具有较完整包膜，恶性病例非常罕见。腹膜后起源的神经鞘瘤发病率相对较低，约占全部病例的 0.3%~3.2%，但其是原发性腹膜后良性肿瘤中最常见的类型，占全部腹膜后肿瘤的 4% 左右。

2. 如何诊断腹膜后神经鞘瘤

腹膜后神经鞘瘤通常无明显症状及体征，多为体检偶然发现，或仅仅表现为腹部不适。当肿瘤较大时，有时可自行扪及，或出现局部压迫症状。少数病例可伴发于多发性神经纤维瘤，有皮肤咖啡牛奶斑表现。其诊断主要依据影像学检查，增强 CT 及增强 MRI 是最重要的检查手段。虽然大多时候影像学检查难以完全确诊，但当考虑肿瘤可完整切除时，术前穿刺活检不是必需的。

3. 腹膜后神经鞘瘤应如何治疗

外科手术是唯一有效的治疗手段，手术方式以完整切除为原则，若无难以分离的明显粘连，无需扩大切除。术后总体预后良好，Qiang Li 等报道 82 例腹膜后神经鞘瘤完整手术切除，在中位 5 年 3 个月随访期内，仅有 1 例出现复发。由于神经鞘瘤大多生长缓慢，因此个体较小、无症状的病例，若影像学检查考虑神经鞘瘤，亦可定期密切随访。

（二）节细胞神经瘤

1. 什么是节细胞神经瘤

节细胞神经瘤（ganglioneuroma，GN）是一种较罕见的良性肿瘤，它与节细胞神经母细胞瘤及神经母细胞瘤共同属于神经母细胞类肿瘤，而后两者分别拥有中度及高度的恶性潜能。GN 起源于在胚胎发育中形成肾上腺髓质及交感神经系统的神经嵴细胞，其内部由交感神经节细胞、施万细胞及基质细胞构成。其好发部位为后纵隔、腹膜后及盆腔，以及头、颈部。腹膜后 GN 约占腹膜后原发性肿瘤的 0.72%~1.66%。GN 好发于儿童及青年，诊断中位年龄为 7 岁，男女比例大致相当。其通常生长缓慢，鲜有恶变报道。

2. 如何诊断腹膜后节细胞神经瘤

GN 往往没有明显症状及体征，多为体检偶然发现，或仅仅表现为腹部不适、腹部疼痛等非特异性表现。当肿瘤较大时，有时可自行扪及，或出现局部压迫症状。部分病例可伴发于 1 型神经纤维瘤病（neurofibromatosis type 1，NF1）或 2 型多发性内分泌腺瘤病（multiple endocrine neoplasia type 2，MEN 2）。增强 CT 及增强 MRI 是最重要的检查手段，但仅凭影像学检查有时难以确诊。对于评估手术有可能无法完整切除或术后预期造成不可逆的重大影响的病例，术前穿刺活检存在一定价值。

3. 腹膜后节细胞神经瘤应如何治疗

外科手术切除是唯一有效的治疗手段，总体预后良好。手术原则以尽可能完整切除为目标，无需扩大切除。需注意的是，腹膜后或肠系膜起源 GN 有时无明显包膜，边界不清，且会将重要血管包绕其中。这时如果一味强调整块切除，也许会造成严重的并发症或长期器官功能缺失。因此，姑息切除在 GN 的治疗中也是有意义的。即使并非完整切除，也通常可以达到长时间的疾病控制，预后良好。

······ （三）淋巴管瘤 ······

1. 什么是淋巴管瘤

淋巴管瘤（lymphangioma）最早由 Koch 于 1913 年描述，被认为是由于先天淋巴管畸形导致局部淋巴回流阻塞及淋巴管扩张而形成。淋巴管瘤可发现于任何年龄，但多见于青少年，好发部位为颈部、腋窝，此外纵隔、胸膜、腹腔、腹股沟等各部位也均可发病。腹盆腔淋巴管瘤最常见于腹膜后腔及肠系膜，其中后者约 70% 起源于小肠系膜。

2. 如何诊断腹膜后淋巴管瘤

腹盆腔淋巴管瘤初始往往没有明显症状及体征，或仅仅表现为腹部不适、腹部疼痛等非特异性表现。但根据肿瘤的大小及部位，可出现局部压迫症状及肠梗阻、肠扭转等表现。有时肿瘤会出现囊内出血，导致瘤体的快速增大或疼痛加剧。

腹部超声是最常用的初步检查手段，病灶通常表现为多囊性，往往伴分隔。增强 CT 及增强 MRI 是重要的检查手段，尤其是后者，可提供更多的影像学信息，协助鉴别诊断。由于病灶以多房囊性为主，穿刺活检实性组织有时较困难，穿刺液检测甘油三酯显著升高有助于协助诊断。由于其具有比较有特点的影像学表现，术前穿刺活检并非必须，尤其对于伴有症状及可切除的病例。

3. 腹膜后淋巴管瘤应如何治疗

外科手术完整切除是首选治疗方法。淋巴管瘤为良性疾病，但有时病灶范围较广泛，且与周边组织结构分界不清，可为手术造成一定难度。有时为保证完整切除，不得不联合受累器官一并切除。该疾病总体复发率低，往往出现在未完整切除病例，总体预后良好。

（吕昂）

十一、常见腹膜后中间型肿瘤

（一）韧带样型纤维瘤病

1. **什么是韧带样型纤维瘤病**

纤维瘤病泛指一大类纤维组织起源的良性增生性疾病，其大致可分为侵袭性更低的浅表型，以及深型——即韧带样型纤维瘤病（desmoid-type fibromatosis，DF）。DF 在 2013 版及 2020 版 WHO 软组织与骨肿瘤分类中均被列为中间型肿瘤，存在局部侵袭性，但无远隔转移倾向。DF 比较罕见，约占全部肿瘤的 0.03%，软组织肿瘤的 3%。预计其每年的发病率在 2/100 万人~4/100 万人左右。它大多散发，但约 5% 的患者可合并家族性腺瘤样息肉病（familial adenomatous polyposis，FAP），亦称 Gardner 综合征。据统计 FAP 患者中 10%~15% 可伴发 DF，发病概率远远高于正常人群。

DF 的病因尚不完全明确，但家族史、局部创伤、既往外科手术、高水平雌激素暴露、*APC* 基因突变等因素被认为是其发病的高危因素。DF 可发生于全身各个部位，最常见于肢体。发生于腹壁的 DF 最常见于妊娠期间或妊娠后的女性，Gardner 综合征中 DF 易见于腹盆腔内。部分 DF 有多中心倾向，有时在确切完整切除病灶后亦可发生复发，提示有时多中心发病倾向在最初诊断时临床表现并不明显。

2. **如何诊断腹膜后韧带样型纤维瘤病**

原发性腹腔内/腹膜后 DF 往往没有特异性的症状或体征，根据肿瘤的部位及大小可引起相应的腹痛或压迫症状等。超声通常是最初的检查手段，包括增强 CT、PET/CT 在内的检查均可提供一定帮助，而增强 MRI 是最主要的影像学检查手段。穿刺活检病理对于初始治疗选择有一定帮助，但据报道其误诊率可高达 30%~40%，因此是否穿刺活检需根据具体病例定夺，且建议由经验丰富的软组织肿瘤专业病理医师进行诊断。对于临床或穿刺病理考虑 DF 的患者要详细询问家族史，必要时完善胃镜肠镜检查，充分考虑到 Gardner 综合征的可能性。

3. 腹膜后韧带样型纤维瘤病应如何治疗

由于发病率较低、自然病程难以预估，因此 DF 的最优治疗及预后因素仍存争议。密切观察、手术、放疗、化疗、靶向治疗、NSAIDS 类药物等治疗选择均有报道。其术后复发率较高，文献报道在 15%~77%。有报道采用密切观察暂不手术的方法，5 年的无进展生存率约在 50%。另有报道约 20%~30% 的 DF 可出现自发性退缩。因此，2017 年欧洲共识推荐对于无症状、不威胁生命的 DF，可将密切观察作为首要选项，根据其变化趋势决定后续治疗。

然而，相比于肢体，腹腔内 / 腹膜后 DF 由于更加罕见，大宗报道及循证医学证据均比较缺乏。目前对于腹腔内 / 腹膜后 DF，尤其是伴随症状的病例，外科手术仍是最主要的治疗方式。DF 无明显包膜，具有局部侵袭性，因此腹腔内 / 腹膜后 DF 往往与周边器官结构关系较密切，需联合脏器切除。DF 切缘状态对预后的影响仍存争议，有报道显示即使 R1 切除，超过半数的患者亦可获得长期疾病控制。因此虽然确切完整切除是手术的首要目标，但需同时考虑安全性、风险及器官功能永久缺失的问题。这种平衡性的掌握对外科团队提出了很高的要求。

（二）孤立性纤维性肿瘤

1. 什么是孤立性纤维性肿瘤

孤立性纤维性肿瘤（solitary fibrous tumor，SFT）是一类少见的间叶来源的梭形细胞肿瘤，它的组织形态及生物学行为异质性较强。它最初由 Klemperer 及 Rabin 于 1931 年描述位于胸膜或胸腔，但随后被发现可发生于包括头部、腹盆腔及腹膜后、躯干、四肢、纵隔等在内的全身各个部位。胸腔外 SFT 大约占全部 SFT 的 50%，病因不清，20~70 岁均可发病，发病高峰为 50~60 岁，无明显性别差异。其中腹盆腔及腹膜后 SFT 约占全部 SFT 的 15% 左右。

根据 2013 版及 2020 版 WHO 软组织与骨肿瘤分类，SFT 均被列为中间型纤维母细胞 / 肌纤维母细胞类肿瘤，存在局部侵袭性，远隔转移罕见。但需要注意的是，SFT 异质性较强，根据 England 等描述，高细胞密度、高核分裂象（>4/10HPF）、多形性、肿瘤坏死、肿瘤出血性改变被认为是组织学恶性表现，这类患者的复发及转移倾向更高。此外，肿瘤大小，尤其直径 10cm 以上也被认为与复发及转移明显相关。

2. 如何诊断腹膜后孤立性纤维性肿瘤

腹膜后 SFT 往往没有特异性的症状或体征，根据肿瘤的部位及大小可引起相应的腹部不适、胀痛或局部压迫等症状。很罕见的 SFT 患者可能合并以低血糖为主要表现的"Doege–Potter 综合征"，这可能与肿瘤细胞过量分泌类胰岛素生长因子 2（insulin-like growth factor II，IGF2）的激素前体有关。其诊断主要依据影像学检查，增强 CT 及增强 MRI 是最重要的检查手段。大多时候影像学检查难以完全确诊，当考虑有可能影响治疗决策时，是否术前穿刺活检应根据具体病例情况定夺。

3. 腹膜后孤立性纤维性肿瘤应如何治疗

目前认为外科手术治疗仍是腹膜后 SFT 的首选治疗方案。SFT 存在一定侵袭性，因此若条件允许应尽量连同周围受侵部分一并切除，保证切缘。由于腹膜后 SFT 发病率低，目前大多文献为散在个案报道，循证医学证据较缺乏。Rahul Rajeev 等综合回顾了 8 个报道共 24 例腹膜后 SFT 患者，在中位 54 个月的随访期，复发率为 16.7%（4/24）。而 I.M.Cranshaw 等报道相比于胸腔 SFT，胸腔外 SFT 预后更差，其组织学恶性比例达到了 54.5%（18/33），5 年生存率仅 40%。值得注意的是，其中 15 例为腹盆腔及腹膜后 SFT，这部分患者被发现更容易出现复发及转移等恶性表现，这也许与发现时肿瘤个体较大有关。来自 Memorial Sloan Kettering 癌症中心中位随访长达 7.5 年的研究共纳入 675 名腹膜后肿瘤患者，其中 33 例为 SFT，结果表明腹膜后 SFT 的局部复发率较低（8%），但远隔转移率可达 41%。而 A Gronchi 等报道来自两个中心共 377 例腹膜后肿瘤患者，其中 26 例为 SFT，结果表明其存在少量恶性程度较高病例，但总体预后良好，5 年局部复发率及远隔转移率均较低（分别低于 10% 及 20%）。这提示腹膜后 SFT 异质性很强，生物学行为也许差别很大，且由于低发病率，难以形成更大宗的病例分析。

关于腹膜后 SFT 的术后辅助治疗、复发后决策等目前并无定论。化疗、抗血管生成靶向药物、酪氨酸激酶抑制剂等全身治疗手段均有报道尝试，但尚无共识。对于局部复发病例，建议 MDT 会诊讨论。仍有完整切除机会，或症状明显者，仍可考虑再次手术。

（三）炎性肌纤维母细胞瘤

1. 什么是炎性肌纤维母细胞瘤

炎性肌纤维母细胞瘤（inflammatory myofibroblastic tumor，IMT）早期概念并不明确，容易与炎性假瘤等名称混淆。近 20 年来，其被逐渐认识，并被定义为一种由肿瘤性的梭形肌纤维母细胞和浆细胞、淋巴细胞及嗜酸性粒细胞等炎性细胞组成的肿瘤。约 50% 的 IMT 存在位于染色体 2p23 的间变性淋巴瘤激酶（anaplastic lymphoma kinase，ALK）基因重排，此外在 *ALK* 阴性的 IMT 中，一部分可表现为 *ROS-1* 或 *PDGFRβ* 基因融合，这提示 IMT 也许是一种受激酶融合基因驱动的肿瘤。

由于早期命名及定义的混乱及近 20 年仍处于不断发展变化中，IMT 的真实发病率不好估计。IMT 好发于青少年，女性患者约占 55%~75%。其发病机制并不清楚，创伤、炎症、EB 病毒等被认为是可能的致病原因。肺是较常见的发病部位，此外，肠系膜、腹膜后、肝、胰腺、纵隔、肢体等也均可发病，腹膜后 IMT 较罕见。IMT 在 2013 版及 2020 版 WHO 软组织与骨肿瘤分类中均被列为中间型肿瘤，即存在局部侵袭性，但远隔转移罕见（<5%）。

2. 如何诊断腹膜后炎性肌纤维母细胞瘤

腹膜后 IMT 往往没有特异性的症状或体征，根据肿瘤的部位及大小可引起相应的腹痛或压迫症状等。据报道 15%~30% 的 IMT 患者可能存在"炎性综合征"，可有发热、体重减低、心神不定等表现。这部分人群实验室检查可表现为小细胞性贫血、红细胞沉降率增加、血小板增多等。这也许和过量产生的白介素 6（IL-6）有关。超声通常是最初的检查手段，包括增强 CT、增强 MRI 及 PET/CT 在内的影像学及核医学检查都可提供一定帮助。但由于其影像学表现有时并不特异，因此最终往往要通过手术后的组织学病理检查确诊。

3. 腹膜后炎性肌纤维母细胞瘤应如何治疗

外科手术切除仍是腹膜后 IMT 最有效的治疗手段。由于 IMT 无明显包膜，常边界不清，易与周边组织结构粘连或浸润，因此手术方式往往需联合可疑受侵器官一并切除，以尽可能保证切缘，降低复发率。据报道其术后复发率可达 25%，往往与切缘不充分有关。存在 *ALK* 重排的 IMT 患者，对于 ALK 抑制剂 Crizotinib 治疗敏感，通常可以达到很好的治疗效果，值得关注。

（郝纯毅　吕昂）

十二、常见腹膜后恶性肿瘤

·············· （一）高分化脂肪肉瘤 ··············

1. 什么是高分化脂肪肉瘤

脂肪肉瘤（liposarcoma，LPS）是一类起源于脂肪组织的恶性肿瘤，它是软组织肉瘤中最常见的类型。它可发生于任何脂肪存在的部位，其中约 12%~40% 发生于腹膜后腔。腹膜后脂肪肉瘤约占全部腹膜后软组织肉瘤的 41%~45%，其中约 35% 起源于肾周脂肪组织。腹膜后 LPS 可发病于任何年龄阶段，60~70 岁为发病高峰，无明显性别差异。

根据形态学特点及细胞遗传的异变情况，传统上脂肪肉瘤可被分为 4 种类型：①高分化脂肪肉瘤（well-differentiated liposarcoma，WDLPS）；②去分化脂肪肉瘤（dedifferentiated liposarcoma，DDLPS）；③黏液样脂肪肉瘤（myxoid liposarcoma，MLS）；④多形性脂肪肉瘤（pleomorphic liposarcoma，PLS）。其中 WDLPS 及 DDLPS 是最常见的 2 种类型，也是绝大多数原发性腹膜后 LPS 的病理类型。

根据 2013 版 WHO 软组织与骨肿瘤分类，WDLPS 被划分为脂肪源性中间型肿瘤。但是在 2020 版 WHO 软组织与骨肿瘤分类中，WDLPS 已被划分为恶性肿瘤类别。总体来说，WDLPS 由较成熟的脂肪细胞组成，存在局部侵袭性，但极少远隔转移。需要注意的是，约 1/4 的 WDLPS 可以向更高级别分化，因此，DDLPS 既可能来自原发，也有可能由之前存在的 WDLPS 分化发展而来。从细胞遗传的角度，超过 90% 的 WDLPS 和 DDLPS 均存在染色体 12q13-15 扩增，位于这一区域的致癌基因 *MDM2*、*CDK4*、*SAS*、*HMGA2* 等被认为与疾病的发生有关。

2. 如何诊断腹膜后高分化脂肪肉瘤

由于腹膜后腔的潜在空间广阔，腹膜后 WDLPS 往往生长至个体巨大才引起相应表现，从而被发现。腹膜后 WDLPS 通常没有特异性的症状或体征，有时在体检时被发现，有时因为意外扪及腹部包块或腹部膨隆被发现。腹膜后 WDLPS 的影像学表现具有较强的特征性，腹盆腔增强 CT 及相应部位的 MRI

是最重要的诊断方法。WDLPS 往往呈分叶状轮廓，边缘光滑，主体为脂肪样成分，不伴钙化；瘤体内部软组织密度结节样分隔可表现为轻 - 中度强化。

3. 腹膜后高分化脂肪肉瘤应如何治疗

对于可切除病例，外科手术是腹膜后 WDLPS 治疗的基石。考虑到腹膜后 WDLPS 几乎无远隔转移倾向，主要致死原因为局部反复的复发，且术后复发率较高，一旦复发几乎注定失去根治机会，因此首次手术质量至关重要。腹膜后 WDLPS 往往个体巨大、与周边多脏器关系密切，有时与腹膜后正常脂肪组织分界不清，但其总体发展较慢，生物学行为偏惰性。每一例具体的术式仍需根据肿瘤部位、大小与周边解剖关系、患者年龄及耐受能力等综合评估，这对外科团队的理念、经验、技术等均要求很高。总体说来，在有条件的情况下，手术应以连同肿瘤及周边可疑受侵组织的 En-bloc 整块切除为基本原则。

腹膜后 WDLPS 对放化疗均不敏感，因此对于影像学表现典型、存在根治性切除机会的 WDLPS 患者，不主张常规进行术前的穿刺活检。对于影像学表现不典型、不除外首选治疗为非外科手段的患者，可考虑行芯针穿刺活检病理，指导治疗。对于无完整切除机会的腹膜后 WDLPS 患者，治疗更加困难。无症状的患者可观察随诊，伴随症状的患者，也可考虑姑息性手术尽量减瘤，缓解症状。有研究报道相比于单纯的穿刺活检，即使是姑息性的减瘤手术，也可能带来生存获益。无论是术后辅助还是术前新辅助放化疗目前均尚存争议，不推荐作为常规。

（二）去分化脂肪肉瘤

1. 什么是去分化脂肪肉瘤

去分化脂肪肉瘤（dedifferentiated liposarcoma，DDLPS）和高分化脂肪肉瘤（well-differentiated liposarcoma，WDLPS），从细胞遗传、组织形态，以及临床病理的角度，代表了同一种实体瘤谱的两端。它们共同构成了脂肪肉瘤中最常见的亚型。DDLPS 最初被定义为 WDLPS 移行为富于细胞的非脂肪源性梭形细胞或多形性肉瘤的混合性肿瘤，两区域瘤组织间陡然移行，相互并存。但此后它的概念被不断扩展，人们逐渐认识到，除了传统类型外，还存在着包括低级别 DDLPS、两区域瘤组织逐渐移行或相互混杂等多种表现。细胞遗传学角度，

DDLPS 与 WDLPS 有很强的相似性，都主要表现为包括 *MDM2*、*CDK4*、*SAS*、*HMGA2* 等致癌基因的染色体 12q13-15 扩增。

与 WDLPS 相比，腹膜后 DDLPS 更加常见，其局部复发率更高，且 15%~20% 的病例可发生远隔转移。DDLPS 大多数（90%）为原发，约 10% 来自之前存在的 WDLPS 复发，该过程平均可达 7.7 年。去分化改变可发生在任何部位的 WDLPS 中，尤其是位置深的部位，在腹膜后区域这一比例可高达 28%。

2. 如何诊断腹膜后去分化脂肪肉瘤

由于腹膜后腔的潜在空间广阔，它们往往生长至个体巨大才引起相应表现，从而被发现。腹膜后 DDLPS 通常没有特异性的症状或体征，有时在体检时被发现，有时因为意外扪及腹部包块或腹部膨隆被发现。根据肿瘤的部位及大小，也可引起相应的腹部满胀感、腹痛、下肢水肿、排尿或排便困难等压迫症状。腹盆腔增强 CT 及相应部位的 MRI 是最重要的诊断方法。

DDLPS 往往表现为非脂肪瘤样的肿块主体，可毗邻或包含脂肪样肿块；有时可见内部钙化，这通常与预后不佳相关。但 DDLPS 的影像学表现不如 WDLPS 那样具有特征性，因此若考虑肿瘤分期较晚或无法完整切除，应考虑穿刺活检病理。近期 2 项研究报道了术前穿刺活检与术后组织学病理的对比结果。需要注意的是，术后病理证实为 DDPLS 的患者，术前穿刺活检的准确率分别只有 36.5%（23/63）及 39.5%（32/81），说明 DDPLS 的诊断通过术前穿刺活检很可能识别不足。其中一项研究对比了穿刺活检及手术切除病理对于肿瘤级别的评价，发现术前穿刺活检对于高级别肿瘤诊断的特异性很高（98%）。但是，术后病理证实为高级别肿瘤的患者，术前穿刺活检准确率只有 32%，说明其敏感性较低，对于高级别肿瘤很可能识别不足。

此外，DDLPS 本身具有较强的异质性，且在形态学和生物学上与多种不同的肿瘤存在相似之处，因此常造成病理诊断的困难。*MDM2* 检测可有助于明确诊断。

3. 腹膜后去分化脂肪肉瘤应如何治疗

对于可切除病例，外科手术是腹膜后 DDLPS 治疗的基石。腹膜后 DDLPS 术后复发率较高，一旦复发几乎注定失去根治机会，因此首次手术质量至关重要。手术应以连同肿瘤及周边可疑受侵组织的 En-bloc 整块切除为原则。此类手术往往需联合多脏器切除，每一例具体的术式仍需根据肿瘤部位、大小、与周边解剖关系、患者年龄及耐受能力等综合评估，对外科团队的理念、经验、技术等均要求很高。

考虑到高级别 DDLPS 生物学行为更差，复发及远隔转移风险均较高，有观点认为对于这部分患者，单纯外科扩大手术无法解决全部问题，需要更加重视多学科治疗的配合，放化疗与新兴的靶向免疫治疗等综合治疗应被更多考虑。可以想象，外科手术仍将是治疗的基石，但不断进步的综合治疗模式将在未来腹膜后 DDPLS 的治疗中扮演越来越重要的角色。

（三）未分化多形性肉瘤

1. 什么是未分化多形性肉瘤

未分化多形性肉瘤（undefferentiated pleomorphic sarcoma，UPS）曾经被称为恶性纤维组织细胞瘤（malignant fibrous histiocytoma，MFH）。这类肿瘤最早于 1964 年由 O'Brien 等描述，它曾被认为可能代表一类类似于纤维组织细胞或纤维母细胞的软组织肉瘤，然而其起源、归属等却一直存在争议。由于其真正的起源细胞并未被发现，随着人们认识的不断变化，在 2013 版 WHO 软组织与骨肿瘤分类中删除了 MFH，而把此类肿瘤归为"未分化 / 未能分类肿瘤"，认为这是一种根据现有技术手段不能明确分化方向的软组织肉瘤。

UPS 好发于 50~70 岁中老年人群，无明显性别差异，最常见于肢体，也可见于胸壁、腹膜后、头颈等部位。发生于腹膜后腔的 UPS 约占全部 UPS 的 16%。UPS 在腹膜后肉瘤中是比较罕见的类型，根据 A Gronchi 等的研究数据，UPS 的比例大概为 2.2%（22/1007）。

2. 如何诊断腹膜后未分化多形性肉瘤

腹膜后 UPS 通常没有特异性的症状或体征，有时在体检时被发现，有时因为意外扪及腹部包块或腹部膨隆被发现。根据肿瘤的部位及大小，也可引起疼痛、腹胀、下肢水肿、排尿或排便困难等症状。腹盆腔增强 CT 及相应部位的 MRI 是最重要的诊断方法。然而，其影像学表现并不特异，往往难以定性，最终的确诊往往是根据术后组织病理学及免疫组化结果得出。全身 PET/CT 检查具有一定意义，虽难以定性，但腹膜后 UPS 往往代谢明显增高，可提示为恶性程度较高的软组织肉瘤。此外，UPS 通常恶性程度较高，可伴远隔转移，因此 PET/CT 对于全面的肿瘤分期也具有一定意义。

对于影像学表现不典型、不排除首选非外科手段治疗病例，或无完整切除机会病例，或手术可能造成对生活质量影响较大的永久性不可逆功能缺失（如全盆腔脏器切除等）的病例，可考虑先进行芯针穿刺活检病理。由于发病率较低，未找到关于腹膜后 UPS 穿刺活检诊断准确性的研究。但考虑到其组织形态的复杂性以及缺乏特异性的基因突变或免疫组化指标，无法对于穿刺活检明确性质抱有太高期待。但它也许会提示为分化较差的软组织肉瘤，为包括放化疗在内的综合治疗提供一定参考。

3. 腹膜后未分化多形性肉瘤应如何治疗

对于可切除病例，外科手术仍是腹膜后 UPS 治疗的基石。手术的范围仍存争议，考虑其较差的生物学行为，一般认为一味地扩大切除、包括区域内未明显侵及脏器的一并切除是没有必要的，但手术仍应以尽量达到阴性切缘的 en-bloc 整块切除为目标。由于肿瘤往往个体较大，且通常与周边脏器、大血管等关系密切，此类手术通常需联合脏器切除，因此对外科团队的理念、经验、技术等均要求很高。

腹膜后 UPS 恶性程度很高，局部复发及远隔转移率均较高，总体预后较差。A Gronchi 等报道了来自 8 个中心共 1 007 例原发性腹膜后肉瘤的研究，其中腹膜后 UPS 患者 22 例（2.2%）。其 5 年局部复发率、3 年远隔转移率及 5 年总体生存率均约 40%，属于预后最差的一类。Chengbo Sun 等报道了 38 例腹膜后 UPS，总体的 1 年、3 年、5 年生存率仅 62.9%、35.2% 及 4.4%。其中 10 例患者确诊时已伴远隔转移，仅 20 例达到了完整切除。在 20 例完整切除病例中 19 例在随访期间出现了复发，提示了恶性程度极高的生物学行为。

因此，对于腹膜后 UPS，多学科综合治疗的作用需被足够重视。D P Nussbaum 等基于美国国家癌症数据库的研究结果表明术前放疗（$n=563$）及术后放疗（$n=2\ 215$）与单纯外科手术（$n=6\ 290$）相比，均可显著改善总体生存。T M Pawlik 等也报道了术前放疗联合手术在中高级别腹膜后肉瘤中取得了令人满意的结果。因此，对于术前考虑恶性程度较高，或肿瘤邻近重要结构、根治性切除较勉强或困难的病例，可考虑术前放疗联合手术治疗。考虑到定位困难及可能导致的并发症，一般除非具体情况，不主张术后放疗。

即便有个案研究报道了美司钠、多柔比星、异环磷酰胺及达卡巴嗪（MAID方案）的新辅助化疗结合手术达到了令人满意的治疗效果，一些围手术期化疗的大宗病例研究结果并不令人满意。因此，其作用目前仍存争议。此外，安罗替尼、帕唑帕尼、克唑替尼、伊马替尼、瑞格非尼等靶向药物，以及 PD-1/PD-L1 抗体等免疫治疗药物与新型化疗药物艾立布林的联合在腹膜后高级别软组织肉瘤中的作用也在不断探索中，但仍缺乏循证医学证据。

（四）平滑肌肉瘤

1. 什么是平滑肌肉瘤

平滑肌肉瘤（leimyosarcoma，LMS）是起源于平滑肌细胞的软组织肉瘤，较常见于子宫、胃肠道，也可见于肢体及大血管壁（如下腔静脉、肾静脉、生殖静脉）等部位。LMS 是腹膜后肉瘤中较常见的类型，约占 20%，仅次于脂肪肉瘤。腹膜后 LMS 可发病于任何年龄阶段，常见于中老年，儿童罕见。

2. 如何诊断腹膜后平滑肌肉瘤

腹膜后 LMS 通常没有特异性的症状或体征，有时在体检时被发现，有时因为意外扪及腹部包块或腹部膨隆被发现。根据肿瘤的部位及大小，也可引起疼痛、腹胀、下肢水肿、排尿或排便困难等症状。起源于肝上下腔静脉壁的 LMS 有时可能引起 Budd-Chiari 综合征，有时压迫肾静脉回流有可能引起肾功能受损。

腹盆腔增强 CT 及相应部位的 MRI 是最重要的诊断方法，尤其应注意观察肿瘤与邻近大血管的关系，若定位起源于大血管壁，则平滑肌肉瘤的可能相当大。同时，平滑肌肉瘤较易发生远隔转移，因此应注意通过影像学检查进行全面而准确的肿瘤分期。

3. 腹膜后平滑肌肉瘤应如何治疗

对于可切除病例，外科手术是腹膜后 LMS 治疗的基石。手术应以尽量达到阴性切缘的 en-bloc 整块切除为目标。由于腹膜后腔潜在空间广阔，肿瘤往往个体巨大，且通常与周边脏器、大血管等关系密切，甚至部分病例直接起源于腹膜后大血管壁。此类手术通常需联合多脏器切除，甚至联合腹膜后大血管切除置换，因此对外科团队的理念、经验、技术等均要求很高。

对于影像学表现不典型、不排除首选非外科手段治疗病例，或无完整切除机会病例，或手术可能造成对生活质量影响较大的永久性不可逆功能缺失（如全盆腔脏器切除等）的病例，可考虑先进行芯针穿刺活检病理。L.M.Almond 等分析了腹膜后肉瘤术前穿刺活检病理与术后病理的一致性，239 例患者中包括了 30 例 LMS 患者。结果显示术前芯针穿刺病理对于腹膜后 LMS 的敏感性和特异性可达 87% 及 99%，远高于对于脂肪肉瘤的诊断。然而需注意的是，穿刺活检对于进一步肿瘤分级（grade1，2，3）的准确性仍较低（约 46%）。

与脂肪肉瘤不同，局部复发和远隔转移均是腹膜后 LMS 治疗失败的原因，但其主要风险及致死原因来自远隔转移。来自 Memorial Sloan Kettering 癌症中心的研究共纳入 675 名腹膜后肉瘤患者，其中高级别 LMS 患者 132 例（20%）。研究观察腹膜后 LMS 患者的 3 年局部复发率为 16%，8 年局部复发率 24%，此后未见继续升高。而其 5 年远隔转移率达 50%，10 年远隔转移率约 58%，5 年总生存率约 60%，10 年总生存率约 40%。A Gronchi 等报道了来自 8 个中心共 1 007 例腹膜后肉瘤的研究，其中腹膜后 LMS 患者 194 例（19.3%）。其 5 年局部复发率 10%，5 年远隔转移率 50%，8 年总生存率约 40%。

上述研究结果表明，生物学行为是影响腹膜后 LMS 预后的最重要因素，而其内部也存在异质性，对于不发生远隔转移的患者人群，en-bloc 根治性手术通常可以达到良好的效果。

由于约 50% 的腹膜后 LMS 患者会发生远隔转移，因此多学科综合治疗的作用需被重视。传统的蒽环类药物、异环磷酰胺、曲贝替定、达卡巴嗪等化疗药物，新型化疗药物艾立布林，以及后来的靶向药物如安罗替尼、帕唑帕尼等，直至近期出现的免疫治疗药物 PD-1 抗体等，均被应用在腹膜后肉瘤，包括 LMS 的诊治中。然而，该领域有说服力的循证医学证据还比较缺乏。

（五）嗜铬细胞瘤和副神经节瘤

1. 什么是嗜铬细胞瘤和副神经节瘤

嗜铬细胞瘤（pheochromocytoma，PCC）及副神经节瘤（paraganglioma，PGL）严格说不能算作软组织肉瘤，但因临床上较常见，故在此一并描述。它们是分别起源于肾上腺髓质和肾上腺外神经节嗜铬细胞组织的神经内分泌肿瘤。两者为同一种疾病在不同部位的表现，合称为嗜铬细胞瘤和副神经节瘤（pheochromocytoma and paraganglioma，PPGL）。据统计，PPGL 发病率约在 8/100万，男女比例相当，可发病于任何年龄，发病高峰在 30~50 岁人群，10%~20% 发生在儿童。

PPGL 可被分为交感神经肿瘤和副交感神经肿瘤，PCC 属于前者范畴。交感神经 PGL 可位于包括头、颈、胸腔、腹腔、盆腔等在内的全身任何部位的交感神经节，这类肿瘤往往伴有激素的大量分泌。相反，副交感神经 PGL 大多位于头部、颈部等，大多数是无功能的。绝大多数功能性肿瘤（约 95%）位于腹膜后腔，其中 PCC 和 PGL 约分别占 90% 及 10%。

PPGL 的发生与致病基因突变有关，目前已知有 20 多个致病基因，每年也不断发现新的基因。需注意的是，目前研究表明约 35%~40% 的 PPGL 患者都存在胚系突变，即家族性 PPGL。其中约半数是琥珀酸脱氢酶（the succinate dehydrogenase，SDH）缺陷型 PPGL，通常由 *SDHB*、*SDHC*、*SDHD*，或更加罕见的 *SDHA*、*SDHAF2* 基因胚系突变所导致。

2017 年世界卫生组织在神经内分泌肿瘤分类中用"转移性 PPGL"替换了 2004 年定义的"恶性 PPGL"，认为所有的 PPGL 都具有转移潜能，故建议将 PPGL 分类改为转移性和非转移性，而不再用恶性和良性分类。

2. 如何诊断腹膜后嗜铬细胞瘤和副神经节瘤

PPGL 的临床症状主要取决于其是否伴有激素分泌。功能性 PPGL 通常分泌一种或多种儿茶酚胺（肾上腺素、去甲肾上腺素或多巴胺），而激素的过量分泌可能导致一系列的临床症状，包括高血压、阵发性头痛、心悸、发汗等，严重者甚至可能发生脑卒中或死亡。然而，约 10%~15% 的 PPGL 不伴大量儿茶酚胺分泌入血，即非功能性 PPGL。它们可以不伴有任何症状，或仅表现为腹部不适、局部压迫症状等。

功能性 PPGL 诊断主要依据病史（是否存在高血压及其他相关症状）、实验室检查（血、尿甲氧基肾上腺素及去甲肾上腺素）及影像学表现（增强 CT/MRI）。非功能性 PPGL 往往偶然发现，增强 CT 及增强 MRI 是最重要的检查手段，但有时术前难以确诊，需与神经鞘瘤等疾病相鉴别。

3. 腹膜后嗜铬细胞瘤和副神经节瘤应如何治疗

腹膜后 PPGL 绝大多数为单发、非转移性，根治性切除是首选的治疗方式，总体预后良好。非转移性 PPGL 患者手术后 5 年存活率 >95%，复发率 <10%。据 Martin K.Walz 等报道 126 例完整切除的腹膜后 PPGL 患者，42 例（33.3%）为家族遗传性，6 例（4.7%）为多发，5 例（4%）为恶性。在（45±33）个月的随访期中，仅 2 例复发性病例分别出现再次复发，另有 2 例病例于 3 年内出现肝转移。

对于功能性 PPGL，围手术期对麻醉重症团队要求较高，尤其要注意充分的术前准备，以提高手术安全性。手术以完整切除为原则，不要求扩大切除，但应格外注意防止肿瘤破裂，以免局部复发或种植。但当肿瘤与周边组织粘连紧密时，尤其是功能性 PPGL，应尽量避免挤压与搬动，可考虑联合脏器切除。

转移性 PPGL 若能早期发现及时手术也可延长生命，但通常 5 年生存率 <50%。用放射性 ^{131}I 标记间碘苄基胍（metaiodobenzylguanidine，MIBG）是第一个用于诊断和治疗 PPGL 的分子影像技术。对于 ^{131}I-MIBG 核素显像阳性、无法手术的患者，^{131}I-MIBG 治疗可作为首选。

（六）横纹肌肉瘤

1. 什么是横纹肌肉瘤

横纹肌肉瘤（rhabdomyosarcoma，RMS）是一种起源于横纹肌细胞或向横纹肌细胞分化的间叶细胞的恶性肿瘤。RMS 好发于儿童及 18 岁以下青少年，是该年龄阶段中最常见的软组织肉瘤。据统计其在该年龄阶段的年发病率在 4.5/100 万左右，10 岁以下儿童约占 50%。RMS 在成人中罕见，估计年发病率在 0.9/100 万左右，占全部软组织肉瘤比例不足 3%。

根据 2020 版 WHO 软组织肿瘤分类，RMS 可分为 4 种类型：胚胎型（embryonal）、腺泡型（alveolar）、多形性（pleomorphic），以及梭形细胞性（spindle cell）。前两者常见于儿童 / 青少年，在成人中比例较低。后两者主要见于成人，在儿童 / 青少年中很罕见，因此在有些文献中也被并称为"成人型（adult-type）"。总体上，成人 RMS 较儿童 / 青少年预后明显更差，腺泡型较胚胎型预后差。

2. 如何诊断腹膜后横纹肌肉瘤

腹膜后 RMS 通常没有特异性的症状或体征，有时因为意外扪及腹部包块或腹部膨隆被发现。根据肿瘤的部位及大小，也可引起相应的腹部满胀感、腹痛、下肢水肿，排尿排便困难等压迫症状。腹盆腔增强 CT 及相应部位的 MRI 是最重要的影像学检查方法。腹膜后 RMS 往往表现为边界不清、与骨骼肌近似密度的肿块，可伴有内部的坏死或出血表现，一般不伴有钙化。由于缺乏特异性表现，影像学检查往往难以定性。应同时完善胸部 CT 等必要的分期检查，排查是否存在远隔转移。全身 PET/CT 对于肿瘤性质判断及肿瘤分期存在一定作用。

3. 腹膜后横纹肌肉瘤应如何治疗

儿童 / 青少年 RMS 对放化疗较敏感，具有成熟的化疗及放疗方案，总体预后较好。有研究曾将类似方案用于成人胚胎型及腺泡型 RMS 病例，也取得了不错的效果（$n=43$，5 年生存率 61.5%）。然而对于多形性及梭形细胞性 RMS 多建议按其他非特殊性软组织肉瘤方案进行放化疗，其预后也明显更差。

成人腹膜后 RMS 病例很罕见，在全世界范围内无成熟经验。因此本团队建议参照腹膜后软组织肉瘤的总体诊疗流程进行诊治。对于存在完整切除机会的患者，首选外科手术治疗。RMS 多呈浸润性生长，手术应以连同肿瘤及周边受侵组织的 En-bloc 整块切除为原则，根据肿瘤部位、大小、与周边解剖关系、患者年龄及耐受能力等综合评估决定术式及切除范围。对于无完整切除机会病例，或手术可能造成对生活质量影响较大的永久性不可逆功能缺失（如全盆腔脏器切除等）的病例，可考虑首先进行芯针穿刺活检病理。对于无根治性手术机会、复发性或已远隔转移病例，强烈建议多学科诊疗团队共同决策，并制订包括放疗、全身化疗或靶向治疗等的综合治疗方案。

（七）滑膜肉瘤

1. 什么是滑膜肉瘤

滑膜肉瘤（synovial sarcoma，SS）是一种比较少见的软组织肉瘤，约占全部软组织肉瘤的 6%~8%。由于 SS 被发现好发于人体大关节，尤其是膝关节周围软组织，因此其最初被认为起源于关节滑膜细胞，故得此名称。然而，

SS 后来被发现可发生于人体包括内脏在内的各个部位，它其实非常罕见于关节内部，既不起源于滑膜细胞也没有向滑膜细胞分化的倾向。事实上，这一命名是个历史性的错误，具有一定误导性。SS 的起源细胞仍不清楚，神经、肌肉或多能间叶干细胞等被认为是可能的起源。2020 版 WHO 软组织肿瘤分类中，SS 仍被归为"不确定分化的恶性肿瘤"。

组织学上，SS 被认为是具有典型的包括上皮细胞及均一的梭形细胞成分特征的双相或单相分化肿瘤。然而随着认识的深入，其被发现在形态学及免疫组织化学上均可呈较强的异质性，可存在一些易与其他软组织肉瘤甚至低分化癌等混淆的表现。另一方面，虽然有不同的组织形态学表现，但其细胞遗传特征是类似的。90% 以上的 SS 可检测出存在 t（X；18）（p11.2；q11.2）异位，导致形成包括 18 号染色体的 *SS*18 基因和 X 染色体的 *SSX*1 或 *SSX*2 基因在内的 *SS*18-*SSX* 融合致癌基因。因此，SS 也被认为是一种"基因异位相关肉瘤"。

SS 可发病于任何年龄阶段，但明显好发于青年（15~40 岁），无明显性别差异。SS 是青少年中仅次于横纹肌肉瘤的第二常见的软组织肉瘤。其最常见的发病部位为肢体，尤其是下肢膝关节附近软组织。此外，躯干、头颈、腹壁等也为 SS 相对少见的发病部位。原发性腹膜后 SS 很罕见，据 C Fisher 等报道，腹盆腔（包括腹膜后）SS 仅占全部 SS 的 3.7%。

2. 如何诊断腹膜后滑膜肉瘤

腹膜后 SS 通常没有特异性的症状或体征，它们往往生长至个体巨大才引起相应表现，有时因为意外扪及腹部包块或腹部膨隆被发现。根据肿瘤的部位及大小，也可引起相应的腹部满胀感、腹痛、下肢水肿，甚至黄疸等压迫症状。腹盆腔增强 CT 及相应部位的 MRI 是最重要的影像学检查方法。由于缺乏特异性表现，影像学检查往往难以定性，穿刺活检结合形态学、免疫组化及分子遗传学检测可提供帮助。全身 PET/CT 对于肿瘤良恶性判断及肿瘤分期存在一定作用。

3. 腹膜后滑膜肉瘤应如何治疗

SS 被认为是一类恶性程度较高的软组织肉瘤。对于局部病灶，足够切缘的外科手术是首选方法。SS 对放疗及化疗较敏感，对于局部进展期病例，围手术期放化疗对提高切除率，降低术后复发有一定帮助。转移性病例首选全身化疗，异环磷酰胺及多柔比星联合化疗有效率约 50%。是否完整切除、肿瘤直径、肿瘤细胞分化程度、确诊时是否存在远隔转移等被认为是影响预后的主要因素。成人患者总体预后较青少年更差，有研究将 SS 分为低危组（年龄 <25 岁，肿瘤直径 <5cm，肿瘤细胞分化相对较好）及高危组（年龄 >25 岁，肿瘤直径 >5cm，肿瘤细胞分化差），其总体 5 年生存率约 60%。

然而，上述研究结果中绝大多数病例为肢体 SS 病例，腹膜后 SS 由于更加罕见，在全世界范围内无成熟经验。C Fisher 等回顾了 300 例 SS，其中 11 例为腹膜后（8 例）或盆腔（3 例）SS。在可获得随访数据的 10 例患者中，9 例出现了腹腔复发转移，3 例位于盆腔的病例均出现了腹腔外转移。已去世的 8 例患者中位生存期为 17 个月。这提示了相比于肢体 SS，腹膜后 SS 的总体预后很可能更差。

因此本团队建议参照腹膜后软组织肉瘤的总体诊疗流程进行诊治。对于存在完整切除机会的患者，首选外科手术治疗。手术应以连同肿瘤及周边受侵组织的 En-bloc 整块切除为原则，根据肿瘤部位、大小、与周边解剖关系、患者年龄及耐受能力等综合评估决定术式及切除范围。对于无完整切除机会病例，或手术可能造成对生活质量影响较大的永久性不可逆功能缺失（如全盆腔脏器切除等）的病例，可考虑首先进行芯针穿刺活检病理，首先考虑全身化疗。对于无根治性手术机会、复发性或已远隔转移病例，强烈建议多学科诊疗团队共同决策，并制订包括放疗、全身化疗或靶向治疗等的综合治疗方案。

（八）恶性外周神经鞘瘤

1. 什么是恶性外周神经鞘瘤

恶性外周神经鞘瘤（malignant peripheral nerve sheath tumor，MPNST）是一种起源于周围神经鞘膜的较罕见的恶性肿瘤，约占软组织肉瘤的 2%。它大多为原发性散发病例，也可来自神经纤维瘤的恶变，还可以发生于常染色体显性遗传的 1 型神经纤维瘤病（neurofibromatosis Type 1，NF1）。散发 MPNST 发病率很低，终身发病风险约 0.001%。约 23%~51% 的 MPNST 患者伴有 NF1，而 NF1 人群的 MPNST 终身发病风险可达 8%~13%。此外，少部分 MPNST 还可表现为伴有横纹肌细胞分化等不同的成分，即所谓的蝾螈瘤（triton tumor），往往预后更差。

MPNST 发病无明显性别差异，散发病例好发于 50~60 岁，而伴有 NF1 的病例发病年龄明显提前，30~40 岁高发。MPNST 好发于肢体、躯干及头颈部，腹膜后 MPNST 罕见，约占全部病例的 5%。腹膜后 MPNST 约占全部腹膜后肉瘤的 3%。

2. 如何诊断腹膜后恶性外周神经鞘瘤

散发腹膜后 MPNST 通常没有特异性的症状或体征，有时在体检时被发现，有时因为意外扪及腹部包块或腹部膨隆被发现。根据肿瘤的部位及大小，也可引起疼痛、腹胀、下肢麻木或疼痛、下肢水肿、排尿或排便困难等症状。合并 NF1 的患者最典型的表现就是皮肤咖啡牛奶斑及大小不等的多发神经纤维瘤。腹盆腔增强 CT 及相应部位的 MRI 是最重要的诊断方法。然而，由于缺乏特异性表现，影像学检查往往难以定性。全身 PET/CT 检查对于该肿瘤与良性神经源性肿瘤的性质判断、全面的肿瘤分期等也具有一定意义。

对于影像学表现不典型、不排除首选非外科手段治疗病例，或无完整切除机会病例，或手术可能造成对生活质量影响较大的永久性不可逆功能缺失（如全盆腔脏器切除等）的病例，可考虑先进行芯针穿刺活检病理。然而，低级别的 MPNST 与神经纤维瘤、高级别的 MPNST 与其他腹膜后高级别肉瘤等均存在一些类似或重合的表现，因此穿刺活检病理确诊 MPNST 是较困难的，最终的明确诊断往往需根据手术后组织病理学及免疫组化结果得出。

3. 腹膜后恶性外周神经鞘瘤应如何治疗

外科手术是腹膜后 MPNST 的首选治疗手段。手术应以尽量达到阴性切缘的 en-bloc 完整切除为目标。但腹膜后 MPNST 往往贴近脊柱旁神经根，有些位于盆腔，且肿瘤往往个体较大，达到满意切缘有时较为困难，故达到肉眼无残留的 R0/R1 切除即可认为满意。此类肿瘤通常与周边脏器、大血管等关系密切，需联合脏器切除，因此对外科团队的理念、经验、技术等均要求很高。

Wong 等曾报道，由于部位不同，MPNST 术后切缘阳性率明显不同（盆腔 41%，腹腔 27%，肢体 6%），而切缘阳性与阴性病例生存差异明显（5 年生存率分别为 22% 及 67%）。E Martin 等报道了荷兰全国范围内 784 例 MPNST 队列研究病例，其中包括 43 例腹膜后 MPNST（5.5%）。研究结果显示腹膜后部位的 MPNST 预后明显差于其他部位（中位生存 1.1 年 vs 6.0 年，$P<0.000\,1$）。其中未能手术、R2 切除以及高龄都是较差预后的独立危险因素。A Gronchi 等报道了来自 8 个中

心共 1 007 例接受手术切除的原发性腹膜后肉瘤的研究，其中腹膜后 MPNST 患者 33 例（3.3%）。其 3 年局部复发率约 20%，3 年远隔转移率约 12%，预计 5 年总体生存率约 65%。上述研究结果的差异也提示，腹膜后与肢体 MPNST 的预后差异，有可能由手术切除及阴性切缘获得的难易程度而来，是否可手术、是否可完整切除，以及手术的质量等，恐对预后影响较大。

通常认为 MPNST 对放化疗并不敏感，围手术期放化疗的作用仍存争议。一项对于高风险软组织肉瘤新辅助化疗的研究显示 3 周期的表柔比星 - 异环磷酰胺方案新辅助化疗可对局部进展期 MPNST 的生存产生获益，但该研究主要针对肢体及躯干肿瘤。对于无手术机会的复发及转移病例，全身化疗是主要的治疗方法。虽一些个案报道显示卡铂联合依托泊苷方案起到了良好效果，然而，由于腹膜后 MPNST 发病率低、样本量少，针对这部分人群无论围手术期还是姑息放化疗效果的循证医学证据仍然缺乏。

（郝纯毅　吕昂）

图书在版编目（CIP）数据

腹膜后肿瘤 / 郝纯毅主编 . —北京：人民卫生出
版社，2022.12
（肿瘤科普百科丛书）
ISBN 978-7-117-33273-6

Ⅰ.①腹… Ⅱ.①郝… Ⅲ.①腹膜后肿瘤 - 普及读物
Ⅳ.①R735.4-49

中国版本图书馆 CIP 数据核字（2022）第 107254 号

人卫智网 www.ipmph.com 医学教育、学术、考试、健康，
购书智慧智能综合服务平台
人卫官网 www.pmph.com 人卫官方资讯发布平台

肿瘤科普百科丛书——腹膜后肿瘤
Zhongliu Kepu Baike Congshu——Fumohou Zhongliu

主　　编　郝纯毅
出版发行　人民卫生出版社（中继线 010-59780011）
地　　址　北京市朝阳区潘家园南里 19 号
邮　　编　100021
E - mail　pmph @ pmph.com
购书热线　010-59787592　010-59787584　010-65264830
印　　刷　廊坊一二〇六印刷厂
经　　销　新华书店
开　　本　787×1092　1/16　印张：8.5
字　　数　148 千字
版　　次　2022 年 12 月第 1 版
印　　次　2023 年 1 月第 1 次印刷
标准书号　ISBN 978-7-117-33273-6
定　　价　49.00 元

打击盗版举报电话：010-59787491　E-mail：WQ @ pmph.com
质量问题联系电话：010-59787234　E-mail：zhiliang @ pmph.com
数字融合服务电话：4001118166　E-mail：zengzhi @ pmph.com